临床妇产科护理实践

张彦芯　著

汕頭大學出版社

图书在版编目（CIP）数据

　　临床妇产科护理实践 / 张彦芯著． -- 汕头：汕头
大学出版社，2022.10
　　ISBN 978-7-5658-4852-0

　　Ⅰ．①临… Ⅱ．①张… Ⅲ．①妇产科学－护理学
Ⅳ．① R473.71

　　中国版本图书馆 CIP 数据核字（2022）第 212534 号

临床妇产科护理实践
LINCHUANG FUCHANKE HULI SHIJIAN

作　　者：张彦芯
责任编辑：陈　莹
责任技编：黄东生
封面设计：中图时代
出版发行：汕头大学出版社
　　　　　广东省汕头市大学路 243 号汕头大学校园内　邮政编码：515063
电　　话：0754-82904613
印　　刷：廊坊市海涛印刷有限公司
开　　本：710mm×1000mm　1/16
印　　张：7.75
字　　数：130 千字
版　　次：2022 年 10 月第 1 版
印　　次：2023 年 3 月第 1 次印刷
定　　价：88.00 元
ISBN 978-7-5658-4852-0

前　言

　　妇产科护理学是诊断并处理女性现存和潜在的健康问题、为妇女健康提供服务的一门科学，也是现代护理学的重要组成部分。

　　妇产科护理学的内容与妇产科护理的任务密不可分。妇产科护理学的研究对象是处于生命各阶段不同健康状况的女性。妇产科护理内容分为产科护理学、妇科护理学、计划生育、妇女保健及生殖护理，其中产科护理主要围绕孕产妇、胎儿及新生儿的生理、心理及病理改变开展护理；妇科护理主要针对非妊娠期妇女生殖系统的生理与病理改变而开展护理；计划生育及生殖护理主要对女性生育调节开展指导；妇女保健为健康女性提供自我保健、预防疾病并维持健康等相关知识。

　　本书主要内容包括：女性生殖系统解剖及生理；妇产科护理病历；妇女保健；妊娠期妇女的护理；分娩期妇女的护理；正常产褥期管理；高危妊娠管理；妊娠期并发症妇女的护理。

　　由于作者水平所限，书中难免存在缺点和不足，恳请同行专家及广大读者予以批评指正，以便再版修改补充。

作　者

2022 年 3 月

目　录

第一章 女性生殖系统解剖及生理

第一节 女性生殖系统解剖

一、骨盆

骨盆是介于躯干和下肢之间的骨性连接，除了支持躯干重量外，女性骨盆更具有独特的支持和保护盆腔内脏器的功能，并形成胎儿阴道分娩必经的骨性通道。骨盆的大小和形状与分娩有密切关系。

（一）骨盆的组成

骨盆由4块骨骼相连构成：骶骨、尾骨位于后方，两块髋骨位于左右两侧。每块髋骨又由髂骨、坐骨及耻骨融合而成；骶骨由5~6块骶椎合成；尾骨由4~5块尾椎合成。骨与骨之间有耻骨联合、骶髂关节和骶尾关节。以上关节和耻骨联合周围均有韧带附着，以骶骨、尾骨与坐骨结节之间的骶结节韧带和髋骨、尾骨与坐骨棘之间的骶棘韧带较为重要。妊娠期受激素影响，韧带松弛，各关节活动度略增加，有利于胎儿娩出。

（二）骨盆的分界

以耻骨联合上缘、髂耻缘及骶岬上缘的连线为界，将骨盆分为上下两部分。上方为假骨盆，又称大骨盆；下方为真骨盆，又称小骨盆或骨产道。测量假骨盆的某些径线可间接了解真骨盆的大小。真骨盆的标记有：①骶骨岬。第 1 骶椎向前凸出形成骶岬，为骨盆内测量的重要依据点。②坐骨棘。坐骨后缘中点突出的部分，可经肛诊或阴道内诊触及，是分娩过程中衡量胎先露部下降程度的重要标志。③耻骨弓。耻骨两降支的前部相连构成耻骨弓，之间夹角正常为 90°~100°。

（三）骨盆的平面

一般人为地将骨盆分为 3 个与分娩有关的假象平面：①骨盆入口平面为真假平面的交界面，呈横椭圆形，前方为耻骨联合上缘，两侧为髂耻线，后方为骶岬；②中骨盆平面最狭窄，呈前后径长的纵椭圆形，其前为耻骨联合下缘，两侧为坐骨棘，后为骶骨下端；③出口平面由两个不在同一平面的三角形组成，前三角形的顶端是耻骨联合下缘，两侧为耻骨联合降支，后三角的顶端是骶尾关节，两侧为骶结节韧带，坐骨结节间径为两个三角形的共同底边。

（四）骨盆的类型

通常按 Callwell 与 Moloy 骨盆分类法，分为 4 种类型：①女性型；②扁平型；③类人猿型；④男性型。其中女性型骨盆宽，骨盆腔浅，结构薄且平滑，有利于胎儿的娩出，为女性正常骨盆形态，我国妇女中此型骨盆最常见。

二、外生殖器

女性外生殖器又称外阴，指女性生殖器官的外露部分，包括耻骨联合至会阴及两股内侧之间的组织。

（一）阴阜

为耻骨联合前面隆起的脂肪垫。青春期该部皮肤开始生长阴毛，呈倒三角形分布。

（二）大阴唇

为邻近两股内侧一对隆起的皮肤皱襞。起自阴阜，止于会阴，局部受伤后易形成血肿。

（三）小阴唇

为位于大阴唇内侧的一对薄皱襞。

（四）阴蒂

位于两侧小阴唇顶端的联合处，类似男性的阴茎海绵组织，有勃起性。分为3部分，前为阴蒂头，中为阴蒂体，后为两阴蒂脚。仅阴蒂头显露于外阴，富含神经末梢，为性反应器官。

（五）阴道前庭

为两侧小阴唇之间所形成的菱形区。在此区域内有以下组织：前庭球、前庭大腺、尿道口、阴道口及处女膜。

三、内生殖器

女性内生殖器包括阴道、子宫、输卵管及卵巢，后两者合称子宫附件。

（一）阴道

阴道为性交器官、月经血排出及胎儿娩出的通道。环绕子宫颈周围的阴道部分称为阴道穹隆，按其位置分为前、后、左、右4部分，其中后穹隆最深，与直肠子宫陷凹相邻，后者是腹腔的最低部位，临床上可经此穿刺或引流，辅助诊断某些疾病或实施手术。阴道壁富有静脉丛，故局部受损伤后易出血或形成血肿。

（二）子宫

子宫是产生月经和孕育胎儿的空腔器官，位于盆腔中央。前为膀胱，后为直肠，下接阴道，两侧连接输卵管。在膀胱空虚状态下，正常成人子宫一般呈轻度前倾前屈位。

子宫上部较宽称为子宫体，其上端隆突部分称为子宫底，宫底两侧为子宫角，与输卵管相通。子宫下部较窄呈圆柱状部分称为子宫颈。宫体与宫颈的比例随年龄发生变化，婴儿期为 1：2，生育期为 2：1，老年期为 1：1。宫体与子宫颈之间形成最狭窄的部分称为子宫峡部，非妊娠期长约 1 cm，其上端因解剖上较狭窄，称为解剖学内口；其下端因黏膜组织在此处由子宫腔内膜转变为子宫颈黏膜，称为组织学内口。

子宫颈主要由结缔组织构成，亦含少量平滑肌纤维和弹力纤维。子宫颈内腔呈梭形，称为子宫颈管，其下端称为子宫颈外口。未经阴道分娩的妇女子宫颈外口多呈圆形；经阴道分娩的妇女子宫颈外口呈一字形横裂。子宫颈管黏膜层内有许多腺体，分泌的碱性黏液受性激素影响发生周期性变化，可形成黏液栓阻塞子宫颈管，防止病原体的入侵。子宫颈外口柱状上皮与鳞状上皮交界处是子宫颈癌的好发部位。

子宫壁从内向外由 3 层组织构成，依次为子宫内膜、肌层和浆膜层。子宫内膜分为功能层和基底层两部分，基底层与子宫肌层紧贴，功能层从青春期开始受卵巢激素影响发生周期性变化。

子宫肌层为子宫壁最厚的一层，由平滑肌束和弹力纤维组成，其内有血管穿行。子宫收缩时可以压迫贯穿肌纤维间质血管起到止血作用。子宫浆膜层最薄，覆盖于子宫底及子宫的前后面，与肌层紧贴。

子宫借助 4 对韧带（即圆韧带、阔韧带、主韧带、宫骶韧带）和骨盆底肌、筋膜共同的支托、承载，以维持子宫的正常位置。

（三）输卵管

输卵管为一对细长而弯曲的肌性管道，内侧与子宫角相连，外端游离，与卵巢相近，全长 8~14 cm，是精子与卵子结合受精的部位。根据输卵管形态由内向外可分为以下 4 部分。①间质部：指与子宫角相连的部分，长约 1 cm，管腔狭窄；②峡部：在间质部外侧，长 2~3 cm，直而细，管腔较窄；③壶腹部：在峡部外侧，长 5~8 cm，管腔较宽大，为精子和卵子结合的主要场所；④伞部：为输卵管的末端，长度不一，长 1~1.5 cm，为游离端呈漏斗状，开口于腹腔，有许多指状突起，有"拾卵"作用。

输卵管壁由黏膜层、肌层和浆膜层 3 层结构组成。

（四）卵巢

卵巢是女性体内产生与排出卵细胞、分泌性激素的性腺器官，其大小因个体及月经周期阶段的不同而不同，左右两侧卵巢的重量也不相同。

四、骨盆底

骨盆底由多层肌肉和筋膜组成，封闭骨盆出口。骨盆底由外向内有 3 层组织。

（一）外层

骨盆底外层即浅层筋膜与肌肉。

（二）中层

骨盆底中层即泌尿生殖膈。由上、下两层坚韧筋膜及一层薄肌肉组成。

（三）内层

骨盆底内层即盆膈，为骨盆底的最内层，由肛提肌及其筋膜组成，亦为尿道、阴道及直肠所贯通。

会阴是指阴道口与肛门之间的软组织，包括皮肤、肌肉及筋膜，也是骨盆底的一部分，由外向内逐渐变窄呈楔状，表面为皮肤及皮下脂肪，内层为会阴中心腱，又称会阴体。妊娠期会阴组织变软有利于分娩，分娩时要保护此区，可预防会阴裂伤。

五、血管、淋巴及神经

（一）血管

女性内、外生殖器官的血液主要由卵巢动脉、子宫动脉、阴道动脉及阴部内动脉供应。各部分的静脉均与同名动脉伴行，但在数量上较动脉多，并在相应器官及其周围形成静脉丛，互相吻合，因此盆腔静脉感染容易蔓延。

（二）淋巴

女性生殖器官具有丰富的淋巴系统，均伴随相应的血管而行。女性生殖器官淋巴主要分为外生殖器淋巴与内生殖器淋巴两大组。当内、外生殖器官发生感染或肿瘤时，常沿其各自回流的淋巴管传播，导致相应淋巴结肿大。

（三）神经

支配外阴部的神经主要为阴部神经，由Ⅱ、Ⅲ、Ⅳ骶神经分支组成，包括感觉神经和运动神经。内生殖器主要受交感神经与副交感神经的支配。子宫平滑肌有自律活动，完全切除其神经后仍能产生有节律的收缩，并能完成分娩活动。临床上下半身截瘫的产妇仍能自然分娩。

六、邻近器官

女性生殖器官与盆腔其他器官不仅在解剖位置上相邻，而且与血管、淋巴及神经也有密切联系。当某一器官有病变时，常累及其邻近器官。

（一）尿道

女性尿道长约 4 cm，短而直，又接近阴道，易发生泌尿系统感染。

（二）膀胱

膀胱位于耻骨联合与子宫之间，为一囊状肌性器官，其大小、形状可因充盈状态及邻近器官的情况而变化。膀胱充盈时可凸向骨盆腔甚至腹腔，会妨碍妇科检查，或手术易误伤，故妇科检查及手术前要排空膀胱。

（三）输尿管

输尿管为一对细长的肌性圆索状管道，长约 30 cm，粗细不一。在子宫切除结扎子宫动脉时，有损伤输尿管的危险。

（四）直肠

直肠位于盆腔后部，上接乙状结肠，下续肛管，前为子宫及阴道，后为骶骨，全长 15~20 cm。妇科手术及分娩处理时均应注意避免损伤肛管及直肠。

（五）阑尾

阑尾上接盲肠，远端游离，长 7~9 cm，通常位于右髂窝内，其位置、长短、粗细变化颇大，有的下端可达右侧输卵管及卵巢部位。妊娠期阑尾的位置可随妊娠月份增加而逐渐向上外方移位。因此，患阑尾炎的妇女可能会累及子宫附件。

第二节　女性生殖系统生理

一、女性一生各阶段的生理特点

根据女性生理特点及年龄，可将其一生划分为胎儿期、新生儿期、儿童期、青春期、性成熟期、绝经过渡期、绝经后期。下丘脑—垂体—卵巢轴功能发育、成熟和衰退的过程，显示了女性一生其生理过程的变化。

（一）胎儿期

受精卵是由来源于父系和母系的 23 对染色体组成，其中一对染色体决定性别，称为性染色体，如 XX 纯合子发育为女性。胚胎 6 周后原始性腺开始发育，8~10 周性腺组织出现卵巢结构。卵巢形成后，因无雄激素，两条副肾管发育成女性生殖道。

（二）新生儿期

新生儿期指出生后 4 周内的时期。女性胎儿在子宫内受到母体性腺和胎盘产生的性激素影响，子宫内膜和乳房均有一定程度的发育。出生后数日内，新生儿血中女性激素水平迅速下降，阴道可有少量血性分泌物排出，即假月经；乳房可稍肿大，甚至分泌少量乳汁。这些都是正常现象，短期内会自行消失。

（三）儿童期

儿童期指从出生 4 周至 12 岁左右的时期，此期儿童体格生长发育很快，但生殖器官仍处于幼稚状态。

（四）青春期

女性青春期指从月经初潮至生殖器官发育成熟的时期，世界卫生组织规定为10~19岁。这一时期身体生长发育迅速，随着激素的释放，女性的第一性征进一步发育并出现第二性征。

（五）性成熟期

女性的性成熟期指卵巢功能成熟，发生周期性排卵和性激素周期性分泌的时期，一般自18岁左右开始，历时约30年。此期妇女生殖功能旺盛，又称生育期。

（六）绝经过渡期

绝经过渡期指从开始出现绝经趋势直至最后一次月经的时期。绝经过渡期可始于40岁，历时短则1~2年，长则10~20年。此阶段卵巢功能逐渐衰退，月经从不规则直至绝经，生殖器官开始逐渐萎缩，丧失生育功能。

（七）绝经后期

绝经后期指女性绝经后的生命时期。此期卵巢功能已完全衰竭，雌激素水平低落，不能维持女性第二性征，生殖器官进一步萎缩退化。骨代谢异常引起骨质疏松，易发生骨折。

二、月经及其临床表现

月经是指在内分泌周期性调节下，子宫内膜周期性脱落及出血，是生殖功能成熟的一项重要标志。每次月经的总失血量为经量，正常为30~50 mL，一般认为每月失血量超过80 mL，即为月经过多。

月经血开始呈暗红色，此后逐渐变为鲜红色，终末期呈棕色。其主要特点是不凝固，但出血量多时可出现凝血块。月经期一般无特殊症状，但由于经期盆腔充血，有些妇女可表现为腰部酸胀不适等，并出现腹泻等胃肠功能紊乱症状。

三、卵巢功能及其周期性变化

（一）卵巢功能

卵巢是女性体内的一对性腺，有两种主要功能：一为生殖功能，可周期性产生卵子并排卵；另一为内分泌功能，可合成并分泌女性激素。

（二）卵巢的周期性变化

从青春期开始到绝经前，卵巢在形态和功能上发生周期性变化。在新生儿出生时的卵巢内约有200万个卵泡，经历儿童期和青春期，卵泡数下降至30万~50万个；在女性一生中仅400~500个卵泡发育成熟并排卵，其余的卵泡发育到一定程度通过细胞凋亡机制自行退化，这个过程称为卵泡闭锁。

临近青春期，原始卵泡开始发育，形成生长卵泡。在许多生长卵泡中，每一个月经周期一般只有一个卵泡达到成熟程度，称成熟卵泡。随着卵泡的发育成熟，其逐渐向卵巢表面移行并向外突出，当接近卵巢表面时，该处表面细胞变薄，最后破裂，出现排卵。排卵多发生在两次月经中间，一般在下次月经来潮之前14日左右，卵子可由两侧卵巢轮流排出，也可由一侧卵巢连续排出。

（三）卵巢分泌的激素

卵巢分泌的性激素主要为雌激素、孕激素和少量雄激素。

1. 雌激素

主要生理功能有促进卵泡及子宫发育，使子宫内膜增生，增强子宫对催产素的敏感性；增加输卵管上皮细胞的活动；促进阴道上皮的增生、角化，使细胞内糖原增加；促进乳腺管增生；促进体内水钠潴留及骨中钙质沉着等。

2. 孕激素

黄体酮是卵巢分泌的具有生物活性的主要孕激素。

黄体酮的主要生理功能有：使子宫肌松弛，降低妊娠子宫对催产素的敏感性，有利于受精卵在子宫腔内生长发育；使增生期子宫内膜转化为分泌期内膜，抑制输卵管的节律性收缩；促进阴道上皮细胞脱落；在已有雌激素影响的基础上，促进乳腺腺泡发育；孕激素通过中枢神经系统有升高体温的作用，正常妇女在排卵后基础体温可升高 0.3~0.5 ℃，此特点可作为排卵的重要指标。此外，还有利于促进体内水与钠的排泄等。

3. 雄激素

卵巢可分泌少量雄激素——睾酮。此外，卵巢合成雌激素的中间产物雄烯二酮在外周组织中也能被转化为睾酮。近年发现，雄激素不仅是合成雌激素的前体，也是维持女性正常生殖功能的重要激素。

四、子宫内膜及其他生殖器的周期性变化

（一）子宫内膜的变化

卵巢的周期性变化使生殖器官发生相应变化，其中以子宫内膜的周期性变化最为显著。以一个正常月经周期 28 d 为例，其组织形态呈 3 期改变。

1. 增殖期

月经周期的第 5~14 天，对应卵巢周期的卵泡发育、成熟阶段。在雌激素作用下，子宫内膜基底层细胞开始增生并修复脱落的功能层，内膜增厚，腺体增多，间质表现为不同程度的水肿。

2. 分泌期

月经周期的第 15~28 天，与卵巢黄体期对应。排卵后，黄体形成，在黄体产生的孕激素和雌激素作用下，子宫内膜在增殖期的基础上进一步增厚，腺体增大且弯曲明显，分泌糖原进入宫腔，间质更加水肿、疏松，螺旋小动脉增生、卷曲。此时，有利于受精卵着床。

3. 月经期

月经周期第 1~4 天。如卵子未受精，黄体退化，雌、孕激素撤退，螺旋小动脉持续痉挛，子宫内膜组织缺血坏死、剥脱，月经来潮。

（二）阴道黏膜的变化

排卵前，阴道黏膜上皮在雌激素的影响下，黏膜增厚，表层细胞角化，其在排卵前表现得最为明显。角化细胞内富含糖原，寄生在阴道内的乳酸杆菌可将糖原分解成乳酸，以保持阴道内的酸性环境，防止致病菌的繁殖，又称为阴道自净作用。排卵后，在孕激素的作用下，表层细胞脱落。临床上借助阴道脱落细胞的变化可间接了解卵巢的功能。

（三）子宫颈的变化

子宫颈内膜腺细胞的分泌活动在卵巢激素的影响下有明显的周期性改变。卵巢周期中随着卵泡的发育、成熟，雌激素水平逐渐升高，子宫颈的黏液分泌量也不断增加并出现黏液稀薄、透明的现象，有利于精子通行，至排卵期黏液拉丝度可达 10 cm 以上。取黏液涂片，干燥后可见羊齿植物叶状结晶，这种结晶于排卵前最为典型。排卵后，受孕激素影响，黏液分泌量逐渐减少，黏液黏稠、拉丝易断，不利于精子通行，涂片干后可见排列成行的椭圆体。

（四）输卵管的变化

受性激素调控，输卵管的形态和功能也有周期性的变化，与子宫内膜的变化相似，但不如子宫内膜的变化明显。

五、月经周期的调节

月经周期的调节是一个极其复杂的过程，主要涉及下丘脑、垂体和卵巢，此三者互相依存、互相制约，共同构成了女性的性腺轴，调节着正常的月经周期。

（一）下丘脑

下丘脑的神经分泌细胞以脉冲分泌方式分泌促性腺激素释放激素（GnRH），通过下丘脑与垂体之间的门静脉系统进入腺垂体，其功能为调节垂体促性腺激素的合成和释放。GnRH 的分泌受垂体和卵巢激素的反馈调节（包括起促进作用的正反馈和起抑制作用的负反馈），也受神经递质的调节。

（二）垂体

在下丘脑 GnRH 的调控下，腺垂体分泌促性腺激素包括促卵泡激素（FSH）和黄体生成素（LH）及催乳素（PRL）。FSH、LH 作用于卵巢，调控卵巢产生性激素；PRL 具有促进乳汁合成的功能。

（三）卵巢

在 FSH 和 LH 的调控下合成并分泌雌激素、孕激素及少量雄激素，作用于其他生殖器官。

（四）月经周期的调节机制

卵巢在促性腺激素的调控下发生周期性排卵和周期性激素分泌的变化；卵巢产生的性激素具有反馈调节作用，使 FSH 和 LH 呈周期性变化。

1. 卵泡期

随着卵泡的发育，雌激素的分泌量逐渐增加，子宫内膜发生增生期变化，雌激素分泌的增加对下丘脑产生负反馈作用，使垂体分泌的 FSH 下降；排卵前，雌激素分泌达到高峰，对下丘脑产生正反馈作用，促使垂体产生大量的 LH，形成 LH 的分泌高峰，FSH 形成一个较低峰值。LH 与 FSH 协同促进成熟卵泡的破裂、排卵。

2. 黄体期

排卵后，FSH 与 LH 急剧下降。在少量 FSH 与 LH 作用下，黄体形成并发育成熟，分泌大量的孕激素和雌激素，使子宫内膜在增生期基础上进一步发生分泌期改变；黄体萎缩时，雌激素、孕激素水平降低，对下丘脑、垂体的抑制作用解除，FSH 回升，继而又有新的卵泡发育，开始了一个新的周期。

第二章 妇产科护理病历

第一节 护理评估

护理评估是护理程序的基础，是指通过观察、交谈以及对患者进行身体检查和心理状况测试等方式，获得患者生理、心理、社会和文化等方面的资料，并对这些资料加以整理、综合、判断的过程。妇产科护理评估包括健康史采集、身心状况评估、实验室检查与其他辅助检查。

一、健康史采集

（一）健康史采集方法

护理评估的首要步骤是采集健康史。女性生殖系统疾病多与月经、性、生殖有关，因此，进行护理评估时要多关心体贴女性患者，态度和蔼、语言亲切、举止端庄，取得患者信任，这样患者才会如实、详尽地反映病情。进行体格检查时要耐心细致，并承诺保守秘密，使采集的病史完整、准确、真实可信。最后应注意尽量避免第三者在场，但男医生检查时应有女性第三者在场。

（二）健康史内容

1. 一般项目

包括患者的姓名、年龄、婚姻、职业、民族、宗教信仰等，记录入院时间、入院方式。

2. 主诉

指患者就诊的主要症状或体征及其持续时间。主诉通常不超过 20 字，一般采用症状学名称，避免使用病名，如"阴道流血×日""停经×日"。

3. 现病史

指从发病到就诊时的病情演变过程、就医经过及采取的护理措施和效果。现病史是病史的重要组成部分，其应以主诉为中心，按时间先后顺序依次进行询问。还需了解有无伴随症状及其出现的时间、特点和演变过程，特别是与主要症状的关系。此外，还需询问患者相应的心理反应，询问食欲、大小便、体重变化、活动能力、睡眠等情况。如妇科月经不调：要了解以往月经情况，本次发病的具体时间，发病后月经变化情况，量多或少，已采取何种治疗等。对于产科临产患者，要了解其腹痛开始的时间，破水时间，羊水性状、量，是否见红等。

4. 月经史

包括初潮年龄，周期和经期时间，经量（每日更换卫生巾次数），有无血块，经前有无不适，有无经痛，末次月经（LMP）的日期。此外，还有绝经年龄，绝经后有无阴道流血、异常白带或其他不适。记录格式为：初潮年龄（经期/月经周期），如 13 岁初潮，周期为 28～30 d，经期持续 4～5 d，48 岁绝经，可简写成 $13 \frac{4 \sim 5}{28 \sim 30} 48$ 岁。

5. 婚育史

应询问婚次及每次结婚年龄，是否近亲结婚，丈夫年龄及健康状况，性生活情况等。初孕或初产年龄、足月产、早产、流产次数和现存子女数等情况，可简写为足—早—流—存或孕×产×、$G_x P_x$。如足月产 1 次，无早产，流产 2 次，现存子女 1 人，可简写成 1-0-2-1，或仅用孕 3 产 1（$G_3 P_1$）表示。还应询问分娩方式，新生儿出生情况，有无难产、产后大出血或感染史，末次分娩或流产日期，采用何种避孕措施及其效果。

6. 既往史

指了解以往健康情况及患病史，着重了解与妇科及现病史有关的既往史与手术史，还应询问过敏史，注明对何种药物过敏。

7. 个人史

指生活和居住情况、出生地和曾居住地区，有无烟、酒等特殊嗜好。

8. 家族史

指父母、兄弟姐妹及子女的健康状况，家庭成员中有无传染病（如结核、病毒性肝炎）、遗传性疾病（如血友病、白化病）及可能与遗传有关的疾病（如糖尿病、高血压、癌症等）。

二、身心状况评估

（一）身体评论

1. 全身检查

测量体温、脉搏、呼吸、血压，必要时测量身高和体重，观察其神志、精神状态、发育、营养、体态、面容、第二性征、毛发分布等情况；检查皮肤、淋巴结（尤其是左锁骨上和腹股沟淋巴结）、头部器官、甲状腺、乳房、心、肺、脊柱及四肢。

2. 腹部检查

为妇产科体格检查的重要组成部分，应在盆腔检查前进行。观察腹部形态，包括有无隆起、瘢痕、静脉曲张、妊娠纹等。触诊腹壁厚度，肝、脾、肾有无增大及压痛；有无肌紧张、压痛、反跳痛；有无包块，有包块时应注意其部位、大小、形态、质地、活动度，表面是否光滑、有无压痛等。叩诊时注意有无移动性浊音，听诊肠鸣音有无亢进或减弱，如为孕妇，应进行四步触诊和胎心率听诊检查。

3. 骨盆测量

骨盆大小及其形状对分娩有直接影响，是决定胎儿能否顺利经阴道分娩的重要因素。产前检查时必须做骨盆测量。骨盆测量分内测量和外测量两种。

4. 肛门指诊检查

可以了解胎先露部、骶骨前面弯曲度、坐骨棘间径、坐骨切迹宽度及骶尾关节活动度，并测量矢状径。

5. 盆腔检查

为妇科特有的检查，又称为妇科检查。

（1）用物准备：消毒窥阴器、无菌手套、无菌长镊、无菌持物钳、宫颈钳、宫颈刮板、玻片、长棉签、0.9%氯化钠溶液、润滑油、臀垫、污物桶、照明灯等。

（2）注意事项。

①关心体贴患者，态度和蔼、语言亲切，做好宣传解释工作，以解除顾虑，取得合作。

②除尿失禁患者外，检查前嘱患者先排尿，必要时导尿，大便充盈者应在排便或灌肠后检查。

③除尿瘘患者有时需取膝胸位外，一般均取膀胱截石位。嘱患者脱去一侧裤腿，仰卧于检查台上，双髋膝关节屈曲分开，头略抬高，两手平放于身旁，使腹肌松弛。检查时应有良好光线，冬季要注意保暖。

④协助年老体弱患者上下床，避免摔伤。遇危重患者，应配合医生积极抢救，密切观察病情变化。

⑤每检查一人，应更换一块患者臀下的垫单，无菌手套和检查器械一人一换，以防交叉感染。

⑥月经期一般不做阴道检查，但若为异常出血时则必须检查。检查前应先消毒外阴，并使用无菌手套及器械，以防感染。

⑦无性生活史患者禁做阴道窥器检查和双合诊检查，一般仅做外阴视诊和肛腹诊检查。如必须行阴道检查，应先征得本人及家属同意后，方可用食指缓慢放入阴道扪诊，或使用小号窥阴器检查。

⑧男性护理人员做盆腔检查时，应有一名女性医护人员在场，以减轻受检者的紧张心理和避免发生误会。

⑨腹壁肥厚、高度紧张不合作或未婚患者，若盆腔检查不满意时，可行 B 超检查，必要时可在麻醉下行盆腔检查。

（3）检查方法。

①外阴部检查：观察外阴发育，阴毛多少、分布情况，有无畸形、水肿、炎症、溃疡、赘生物或肿块、皮肤黏膜色泽或质地变化等。然后用右手拇指和食指分开小阴唇，暴露阴道前庭、尿道口和阴道，观察有无炎症、赘生物、前庭大腺是否肿大，处女膜口的形态及有无闭锁。检查时还可让患者用力向下屏气，观察有无阴道前后壁膨出、子宫脱垂或尿失禁等。

②阴道窥器检查：用左手分开两侧小阴唇，右手持阴道窥器，合拢上下两叶，涂肥皂液或其他润滑剂（取阴道分泌物行涂片检查时，不应用润滑剂，以免影响涂片质量），沿阴道侧后壁缓慢插入，逐渐转成正位，张开两叶，暴露宫颈、阴道壁及阴道穹隆。

a. 检查子宫颈：注意子宫颈位置、大小、色泽、外口形状，有无裂伤、糜烂、息肉、肿物和接触性出血，宫颈管分泌物的量和性状。必要时可行宫颈刮片或取分泌物涂片检查。

b. 检查阴道：放松窥阴器侧部螺丝，旋转窥器，观察阴道前后壁和侧壁黏膜色泽，皱襞有无充血、溃疡、赘生物及畸形，分泌物的量、性状、有无臭味等。需做白带涂片或悬滴检查者，应在此时取材。检查完毕，合拢窥器上下两叶后取出。

③双合诊：指阴道和腹壁的联合检查，是妇科最常用的检查方法。目的是扪清阴道、子宫颈、子宫、输卵管、卵巢、宫旁结缔组织和子宫韧带，以及盆腔内其他组织和器官的情况。

检查方法：检查者一手戴无菌手套，食、中两指涂润滑剂后，沿阴道后壁轻轻插入阴道，检查阴道通畅度和深度，有无畸形、瘢痕、肿块及阴道穹隆情况。触诊子宫颈的大小、形状、软硬度及子宫颈外口情况，有无接触性出血和举痛；然后将两手指置于子宫颈后方，向上向前抬举子宫颈，另一手指向下向后按压腹部，使子宫位于腹部与阴道的两手之间，以内、外手指的感觉来了解子宫的位置、大小、形状、质地、活动度，以及有无压痛；扪清子宫后，将阴道内两指移向一侧阴道穹部，另一手在腹部相应部位下压腹壁，以了解附件和宫旁组织情况，正常输卵管不能触及，正常卵巢偶可触及。如发现子宫附件有肿块，应查清其位置、大小、形状、软硬度、活动度、有无压痛及与子宫的关系等。

④三合诊：指阴道、直肠与腹壁的联合检查。方法：检查者将一手的食指伸入阴道，中指伸入直肠，另一手在腹部配合。三合诊可弥补双合诊的不足，扪清后倾或后屈子宫的大小，发现子宫后壁、直肠子宫陷凹、宫骶韧带及双侧盆腔后部的病变，也可了解直肠阴道隔、骶骨前方或直肠内有无病变。

⑤直肠-腹部诊：指直肠、腹壁的联合检查。检查者一手食指伸入直肠，另一手在腹部配合检查。适用于无性生活史、阴道闭锁或因其他原因不宜行双合诊者。

（4）记录：盆腔检查后，应将结果按解剖部位进行顺序记录。

①外阴：发育情况及婚产类型，有异常者应详加描述。

②阴道：是否通畅，黏膜情况，分泌物量、色、性状及有无臭味。

③子宫颈：色泽、大小、硬度、有无糜烂、息肉、腺囊肿，有无接触性出血、举痛等。

④子宫体：位置、大小、形状、质地、活动度，有无压痛等。

⑤附件：有无肿块物、增厚或压痛。如扪及肿块，应记录其位置、大小、质地、表面光滑与否、活动度，有无压痛及其与子宫和盆腔的关系。左右两侧分别记录。

（二）心理—社会评估

1. 患者对健康问题及医院环境的感知

了解患者对健康问题的感受、对自己所患疾病的认识和态度、对患者角色的接受情况，从而帮助患者接受现实，及时就医。

2. 患者对疾病的反应

针对患者的主要心理问题，选择相关的评估量表辅助判断患者患病前后的应激方式，从而有针对性地进行相应的护理，以消除心理因素对生理健康的影响。

3. 患者的精神心理状态

指发病后患者的定向力、意识水平、注意力、仪表、举止、情绪、沟通交流能力、思维、记忆和判断能力有无改变，患病后有无焦虑、恐惧、否认、绝望、自责、愤怒、悲哀等情绪变化。妇科检查时一些部位的暴露常使患者感到不安，同时一些妇科疾病常影响到患者的家庭和婚姻状况等，所以要注意患者的情绪变化，及时纠正其不良情绪，以利于疾病的预后。

三、实验室检查与其他辅助检查

包括血、尿、粪三大常规检查，相关的实验室检查项目及相应的物理学诊断，如超声检查、X线检查、内镜检查等。

第二节　护理记录

护理记录是指护士遵照医嘱和病情对患者住院期间护理过程的客观记录。

护理记录应当根据相应专科的护理特点、病情和护理工作的实际需要，确保护理记录客观、及时、完整，并与医疗记录互为补充，突出描述生命体征、出入量、体位、管道护理、病情变化及护理措施等内容，记录次数视病情需要而定。进行产科护理时，记录的内容包括：生命体征、胎心、胎动、宫缩、宫底、伤口、恶露、排尿方式、肠功能、泌乳、氧疗、病情及护理。

电子病历是指医务人员在医疗活动过程中，使用医疗机构信息系统生成的文字、符号、图表、数据、影像等数字化信息，并能实现存储、管理、传输和重现的医疗记录，是病历的一种记录形式。

目前，很多医院采取电子病历系统监控护理文书的书写质量。电子病历系统护理文书书写质量监控包括：①护理文书内涵质量。对于一般护理文书内涵质量的管理，主要是通过事先建立的各种护理文书的模板，将预先建立知识库的内容提供给护士，以节点选择方式录入，避免了复制与粘贴。而对于危重患者护理记录，则借助重症监护系统，实现体温单、特别护理记录单等护理文书的自动生成。②护理文书时限监控。按要求设置完成时限，如果没完成，监控系统将予以对话框、短信等形式及时提醒。

电子病历基本要求：①电子病历录入应当遵循客观、真实、准确、及时、完整、规范的原则；②电子病历录入应当使用中文和医学术语，要求表达准确，语句通顺，标点正确。

第三章　妇女保健

第一节　概　述

妇女保健工作范围包括：妇女各期保健；计划生育技术指导；妇科病及恶性肿瘤的普查普治；妇女劳动保护；女性心理保健。

一、妇女各期保健

内容包括青春期保健、围婚期保健、生育期保健、围生期保健、围绝经期保健等。

二、计划生育技术指导

开展计划生育技术咨询及健康教育，使育龄妇女了解各种节育方法的安全性和有效性，指导夫妇双方选择安全有效的节育方法，降低非意愿性妊娠；减少因节育措施而产生的不良心理影响，降低人工流产手术率及妊娠中期引产率，预防性传播疾病；严格掌握节育手术的适应证和禁忌证，减少和防止手术并发症的发生，提高节育手术质量，确保手术者的安全与健康。

三、妇科病及恶性肿瘤的普查普治

定期对育龄妇女进行妇女常见病及良恶性肿瘤的普查普治工作。35 岁以上妇女，每 1~2 年普查 1 次，中老年妇女以防癌为重点，做到早期发现、早期诊断及早期治疗，提高妇女生命质量。针对普查结果，制订预防措施，降低发病率，提高治愈率，维护妇女健康。

四、妇女劳动保护

在职业性有害因素的作用下，妇女的生殖器官和生殖功能可能受到影响，并且可以通过妊娠、哺乳等影响胎儿、婴儿的健康。因此，我国政府制定了一系列相应的法律法规，以确保妇女在劳动中的安全与健康。《女职工劳动保护规定》《女职工禁忌劳动范围规定》《中华人民共和国妇女权益保障法》《中华人民共和国母婴保健法》等多部法律的制定，标志着我国妇女劳动保护工作进入了法治阶段。

五、女性心理保健

女性除了承担生育的任务外，还经常负担更多的家庭责任，往往事业与家庭难两全。加之受传统家庭观念的各种影响，女性更容易产生心理上的压力和出现心理问题。从生物—心理—社会医学模式来建立心理健康的保健策略，建立科学的女性心理保健体系，促进以社区为外延、以家庭为单位的医疗保健转化，是保障女性心理健康发展的关键。

第二节　妇女各期保健

一、青春期保健

青春期保健分为 3 级。一级预防：培养良好的个人生活习惯，合理营养，参与适当的体育锻炼和体育劳动。重点给予月经期卫生保健指导、乳房保健指导，进行青春期心理卫生、性知识教育和性道德培养。二级预防：通过学校保健，开展青春期生殖保健知识讲座，培养责任心和自我约束能力，帮助自己健康、顺利地度过青春期。同时，通过学校定期体格检查，早期发现各种疾病和行为异常，减少或避免诱发因素。三级预防：指青春期女性疾病的治疗和康复。青春期保健以一级预防为重点。

二、围婚期保健

围婚期保健是指围绕结婚前后，为保障婚配双方及其后代健康所进行的一系列保健服务措施，包括婚前医学检查、围婚期健康教育及婚前卫生咨询。

婚前医学检查：对准备结婚的男女双方可能患影响结婚和生育的疾病进行医学检查。围婚期健康教育：对准备结婚的男女双方和已婚未育的夫妇进行结婚及生育有关的保健知识教育。婚前卫生咨询：针对医学检查结果发现的异常情况及服务对象提出的具体问题进行解答、提供信息，帮助受检对象在知情的基础上做出适宜的决定，从而确保个人和家庭的幸福，为优生优育打下良好的基础，为计划生育提供有力的保证。

三、生育期保健

生殖是妇女健康的核心，妇女应得到有关避孕、节育方面良好的技术服务及与生殖有关的良好的医疗保健服务，以维护正常的生殖功能。加强孕产期保健，及时诊治高危孕产妇，降低孕产妇死亡率和围生儿死亡概率；给予计划生育指导，避免妇女在生育期内因孕育或节育引发各种疾病；根据妇女的生理、心理及社会特征，加强疾病普查及卫生宣传，以便早期发现疾病、早期治疗，确保妇女身心健康。

四、围生期保健

围生期保健是指从妊娠前开始历经妊娠期、分娩期、产褥期、哺乳期、新生儿期，持续为孕产妇和胎婴儿提供高质量、全方位的健康保护措施，使孕产妇得到系统地管理，对胎儿的生长和发育与高危孕妇进行有效的监护，防治妊娠并发症；推行科学接产，防止分娩期并发症；提高新生儿窒息的抢救水平，降低围生儿死亡率和孕产妇死亡率。

（一）妊娠前期保健

妊娠前期保健能指导夫妻双方选择最佳的受孕时期，如适宜年龄（女性21～29岁，男性23～30岁）、最佳的身体心理状态、良好的社会环境等，减少高危妊娠和高危儿的发生，确保优生优育。长时间使用药物避孕者应停药，改为工具避孕半年后再妊娠；积极治疗对妊娠有影响的疾病；对有不良孕产史者，遗传病、传染病史者，应接受产前咨询；对患有危及孕妇生命安全的严重疾病者，应给予必要的医学指导；进行妊娠前常规 TORCH 检查（弓形虫感染、其他病原体、风疹病毒、巨细胞病毒、单纯疱疹病毒检查），确定有无病原微生物感染。

（二）妊娠期保健

1. 妊娠早期

加强妊娠期卫生、饮食营养、休息与活动、心理适应等方面的健康教育；注意保护胚胎免受各种有害的物理、化学、生物等因素的侵扰，防止畸形和流产的发生；进行高危妊娠初筛并及时治疗各种内科并发症。

2. 妊娠中期

妊娠中期是胎儿生长发育较快的时期，此期保健重点是加强营养、预防贫血、监测胎儿生长发育。定期进行产前检查，应用超声波、羊水分析等方法进行产前筛查；掌握妊娠期自我监测方法。指导孕妇进行胎教，建立良好的亲子关系；鼓励丈夫积极参与，适应父母角色的转换，促进家庭和谐发展。

3．妊娠晚期

这一时期胎儿发育最快，孕妇体重增加最明显。应指导孕妇注意补充营养，防止妊娠并发症发生；积极治疗各种并发症。重点指导孕妇掌握家庭自我监护胎儿宫内情况的方法，做好分娩前身体上、心理上和物质上的准备。注意监测胎盘功能，及早发现并纠正胎儿宫内缺氧。做好乳房准备，以利产后哺乳。

（三）分娩期保健

对分娩期妇女的健康情况进行全面了解和动态评估，加强对孕产妇与胎儿的全产程监护，积极预防和处理分娩期并发症，及时诊治妊娠并发症，目的是确保分娩顺利、母儿安全。方法是持续性地给予母亲生理上、心理上和精神上的帮助和支持，缓解疼痛和焦虑，做到"五防""一加强"。五防：防滞产、防感染、防产伤、防产后出血、防新生儿窒息；一加强：指加强对高危妊娠的产时监护和产程处理，保证母儿平安。

（四）产褥期保健

目的是预防产后出血、感染等并发症的发生，促进产妇产后生理功能恢复。

（五）哺乳期保健

哺乳期是指产妇用自己的乳汁喂养婴儿的时期，一般为 10 个月。近年来，国际上将保护、促进和支持母乳喂养作为妇幼保健工作的重要内容。因此，哺乳期保健的主要目的是促进和支持母乳喂养。

1．向产妇及家属宣传母乳喂养的好处

①母乳中所含的营养物质最适合婴儿的消化吸收，且经济、方便；②母乳中含有多种免疫物质，能提高婴儿的免疫功能，预防疾病；③吸吮时的肌肉运动有

助于婴儿面部肌肉正常发育，并有利于牙齿的发育，同时吸吮刺激可促进子宫收缩，防止产后出血；④母乳喂养时的母子联系，可促进婴儿的心理健康发育；⑤母乳喂养可降低母亲患乳腺癌、卵巢癌的危险性。

2. 促进母乳喂养成功的十项措施

《助产机构爱婴指南》（2014 版）提出促进母乳喂养成功的 10 项措施：①制定保护婴儿健康和安全的有关规定，并及时传达到全体医护人员；②对全体医护人员进行必要的管理和技术培训；③将有关母乳喂养的好处及方法告诉所有的孕产妇；④帮助产妇在产后 1h 内开始母乳喂养；⑤指导产妇如何哺乳，以及保持良好泌乳；⑥除母乳外，禁止给新生儿吃任何食物或饮料，除非有医学指征；⑦实行 24h 母婴同室；⑧鼓励按需哺乳；⑨不要给母乳喂养的新生儿吸人工奶嘴或使用奶嘴作安慰物；⑩促进母乳喂养支持组织的建立，将出院的产妇转给这些组织，并提供后续服务，建立监督管理制度。

五、围绝经期保健

围绝经期是指妇女从接近绝经时出现的与绝经有关的内分泌、生物学和临床特征至绝经后 1 年内的时期。由于在围绝经期内性激素的减少可引发一系列躯体和精神心理症状，故围绝经期保健的主要目的是提高围绝经期妇女的自我保健意识和生活质量。

（1）通过多途径健康宣教，使围绝经期妇女了解这一特殊时期的生理、心理特点，合理安排生活，加强营养，增强蛋白质、维生素及微量元素的摄入，注意锻炼身体并保持心情愉悦。指导其保持外阴部清洁，防止感染。此期是妇科肿瘤的好发年龄，应每 1~2 年定期进行 1 次妇科常见疾病及肿瘤的筛查。

（2）为预防子宫脱垂和张力性尿失禁发生，应鼓励并指导妇女进行缩肛训练，3 次/天，每次 15 min。积极防治绝经前期月经失调，对绝经后阴道流血者，给予积极的诊治。

（3）在医生的指导下，必要时应用激素替代疗法或补充钙剂等方法防治围绝经期综合征、骨质疏松、心血管疾病等，提高生活质量。

（4）围绝经期妇女经期紊乱时，宫内节育器即需取出，同时指导其避孕至停经 1 年以上；也可停经后取出，但时限不超过 1 年。

六、老年期保健

由于社会经济发展、医疗服务技术水平的提高，人类的平均寿命延长。国际老年协会规定，60~65 岁为老年前期，65 岁以后为老年期。由于生理上的变化，老年人的心理和生活发生改变，产生各种心理障碍，易患各种疾病。因此，应指导老年人定期体检，适度参加社会活动和从事力所能及的工作，保持生活规律，注意劳逸结合，防治老年期常见病和多发病，以利身心健康，提高生命质量。

第四章 妊娠期妇女的护理

第一节 妊娠生理

妊娠是胚胎和胎儿在母体内发育成长的过程。成熟卵子受精是妊娠的开始，胎儿及其附属物自母体排出是妊娠的终止。妊娠是非常复杂、变化极为协调的生理过程，全过程平均约为 40 周。

一、受精与着床

(一) 受精

获能的精子与次级卵母细胞相遇于输卵管，结合形成受精卵的过程称为受精。

(二) 着床

晚期囊胚种植于子宫内膜的过程称着床。受精卵着床需经过定位、黏着和侵入 3 个阶段。

二、胎儿附属物的形成与功能

胎儿附属物包括胎盘、胎膜、脐带和羊水，它们对维持胎儿宫内的生命及生长发育起重要作用。

（一）胎盘

由胎儿部分的羊膜和叶状绒毛膜及母体部分的底蜕膜构成。胎盘功能包括气体交换、营养物质供应、排出胎儿代谢产物、分泌激素、防御功能和合成功能。

（二）胎膜

胎膜是由外层的平滑绒毛膜和内层的羊膜组成。

（三）脐带

脐带是由胚胎发育过程中的体蒂发展而来，胚胎及胎儿借助于脐带悬浮于羊水中。足月儿的脐带长 30~100 cm，平均约 55 cm。脐带的表面由羊膜覆盖，内有一条脐静脉和两条脐动脉，脐血管周围为含水量丰富、来自胚外中胚层的胶样组织，称华通胶，有保护脐血管作用。脐带是母体与胎儿气体交换、营养物质供应和代谢产物排出的重要通道。

（四）羊水

羊水为充满于羊膜腔内的液体。妊娠早期的羊水是由母体血清经胎膜进入羊膜腔的透析液，妊娠中期以后，胎儿尿液成为羊水的重要来源；约50%的羊水吸收由胎膜完成，羊水在羊膜腔内不断进行液体交换以保持羊水量的动态平衡。正常足月妊娠羊水量为 1000~1500 mL。足月妊娠时，羊水略混浊，不透明，可见羊水内悬有小片状物（胎脂、胎儿脱落上皮细胞、毛发、毳毛、少量白细胞、白蛋白、尿酸盐等）。羊水比重为 1.007~1.025，pH 约为 7.20。

三、胚胎及胎儿发育特点

受精后 8 周称胚胎，为主要器官分化、形成的时期；从受精第 9 周起称胎儿，是生长成熟的时期。胎儿发育的特征如下。

8 周末：胚胎初具人形，头的大小约占整个胎体的一半。可分辨出眼、耳、口、鼻，四肢已具雏形，心脏已形成。

12 周末：胎儿身长约 9 cm，顶臀长 6~7 cm，体重约 20 g。外生殖器已可初辨性别。胎儿四肢可活动。

16 周末：胎儿身长约 16 cm，顶臀长 12 cm，体重约 110 g。从外生殖器可确定性别，头皮已长毛发，胎儿已开始有呼吸运动，皮肤菲薄呈深红色，无皮下脂肪。部分孕妇自觉有胎动。

20 周末：胎儿身长约 25 cm，顶臀长 16 cm，体重约 320 g。皮肤暗红，出现胎脂，全身有毳毛，开始出现吞咽、排尿功能。自该孕周起胎儿体重呈线性增长，胎儿运动明显增加，10%~30%时间胎儿活跃。

24 周末：胎儿身长约 30 cm，顶臀长 21 cm，体重约 630 g。各脏器均已发育，皮下脂肪开始沉积，但皮肤仍呈皱缩状，出现眉毛和睫毛。细小支气管和肺泡已经发育。出生后可有呼吸，但生存力极差。

28 周末：胎儿身长约 35 cm，顶臀长 25 cm，体重约 1000 g。皮下脂肪不多，皮肤粉红，表面覆盖胎脂。四肢活动好，有呼吸运动，出生后可存活，但易患特发性呼吸窘迫综合征。

32 周末：胎儿身长约 40 cm，顶臀长 28 cm，体重约 1700 g。皮肤深红仍呈皱缩状。生活力尚可，此期出生者如注意护理可能存活。

36 周末：胎儿身长约 45 cm，顶臀长 32 cm，体重约 2500 g。皮下脂肪多，身体圆润，面部皱褶消失。指（趾）甲已达指（趾）端。出生后能啼哭及呼吸，生活力良好，基本能存活。

40 周末：胎儿身长约 50 cm，顶臀长 36 cm，体重约 3400 g。胎儿发育成熟，体形外观丰满，皮肤粉红色，皮下脂肪多，足底皮肤有纹理。男性睾丸已下降，女性大小阴唇发育良好。出生后哭声响亮，吮吸力强，能很好存活。

第二节　妊娠期母体变化

一、生理变化

妊娠期在胎盘产生的激素作用下，母体各系统发生了一系列生理变化以适应胎儿生长发育的需要并为分娩做准备，同时为产后的哺乳做好准备。

（一）生殖系统

1. 子宫

（1）子宫大小：子宫体逐渐增大变软，妊娠 12 周后，增大的子宫逐渐超出盆腔。妊娠晚期子宫轻度右旋。至妊娠足月时子宫体积达 35 cm×22 cm×25 cm，容量约 5000 mL，重量约 1100 g。子宫壁厚度非妊娠时约 1 cm，妊娠中期逐渐增厚，妊娠末期又逐渐变薄，妊娠足月时为 0.5~1.0 cm。子宫增大不是由于细胞的数目增加，而主要是肌细胞的肥大延长，也有少量肌细胞数目增加及结缔组织增生，细胞质富含有收缩功能的蛋白质，为临产后子宫阵收缩提供物质基础。

子宫各部的增长速度不一。宫底部于妊娠后期增长速度最快，宫体部含肌纤维最多，其次为子宫下段，宫颈部最少。此特点适应临产后子宫阵缩向下依次递减，促使胎儿娩出。

自妊娠 12~14 周起，子宫出现不规则的无痛性收缩，由腹部可以触及。其特点为稀发、不规律和不对称。因宫缩时宫腔内压力通常为 5~25 mmHg，持续时间不足 30 s，不伴宫颈的延长，这种生理性无痛宫缩称为 Braxton Hicks 收缩。

（2）子宫内膜：受精卵着床后，子宫内膜腺体在孕激素、雌激素作用下增大，腺上皮细胞内糖原增加，结缔组织细胞肥大，血管充血，此时的子宫内膜称为蜕膜，依其与囊胚的关系分为以下 3 部分。

①底蜕膜：囊胚着床部位的子宫内膜，与叶状绒毛膜相贴，将来发育成胎盘的母体部分。

②包蜕膜：覆盖在囊胚表面的蜕膜，随着囊胚的发育成长逐渐突向宫腔。

③真蜕膜：除底蜕膜、包蜕膜以外的覆盖子宫腔其他部分的蜕膜，妊娠 14~16 周羊膜腔明显增大，包蜕膜和真蜕膜相贴近，宫腔消失。

（3）子宫峡部：是位于子宫体与子宫颈之间最狭窄的组织结构。子宫峡部在非妊娠期长约 1 cm，随着妊娠的进展，峡部逐渐被拉长变薄，成为子宫腔的一部分，形成子宫下段，临产时长 7~10 cm。

（4）子宫颈：妊娠早期因充血、组织水肿，宫颈外观肥大、着色，质地软。宫颈管内腺体肥大，宫颈黏液分泌增多，形成黏稠的黏液栓，保护宫腔不受感染。

2. 卵巢

妊娠期的母体卵巢略增大，停止排卵。一侧卵巢可见妊娠黄体，其分泌雌、孕激素以维持妊娠。妊娠 10 周后，黄体功能由胎盘取代，黄体开始萎缩。

3. 输卵管

妊娠期输卵管伸长，但肌层无明显肥厚，黏膜上皮细胞变扁平，在基质中可见蜕膜细胞，有时黏膜也可见到蜕膜反应。

4. 阴道

黏膜变软，水肿充血呈紫蓝色。阴道皱襞增多，周围结缔组织变疏松，伸展性增加。阴道脱落细胞增多，分泌物增多呈白色糊状。阴道上皮细胞含糖原增多，乳酸含量增加，使阴道的 pH 降低，不利于一般致病菌的生长，有利于防止感染。

5. 外阴

局部充血，皮肤增厚，大小阴唇有色素沉着；大阴唇结缔组织松软，伸展性增加。

（二）乳房

妊娠早期乳房开始增大，充血明显，孕妇自觉乳房发胀。乳头增大、着色，易勃起，乳晕着色，乳晕上的皮脂腺肥大形成散大的小隆起，称蒙氏结节。胎盘分泌的雌激素刺激乳腺腺管的发育，孕激素刺激乳腺腺泡的发育，垂体生乳素、胎盘生乳素等多种激素参与乳腺发育完善，为泌乳做准备。但妊娠期间并无乳汁分泌，可能与大量雌、孕激素抑制乳汁生成有关。分娩后，新生儿吸吮乳头时，乳汁正式分泌。

（三）循环系统

1. 心脏

妊娠后期由于膈肌升高，心脏向左、上、前移位，更贴近胸壁，心尖部左移，心浊音界稍扩大。心脏容量从妊娠早期至妊娠末期约增加10%，心率每分钟增加10~15次。部分孕妇可闻及心尖区Ⅰ~Ⅱ级柔和吹风样收缩期杂音，产后逐渐消失。

2. 心排出量

伴随着外周血管阻力下降，心率增加及血容量增加，心排出量自妊娠10周逐渐增加，至妊娠30~34周达高峰，持续至分娩，左侧卧位测量心排出量较未妊娠时约增加30%，每次心排出量平均约为80 mL。心排出量增加为妊娠期循环系统最重要的改变，在临产后第二产程心排出量也显著增加。有基础心脏病的孕妇易在妊娠、分娩期发生心力衰竭。

3. 血压

妊娠早期及中期血压偏低，妊娠 24~26 周后血压轻度升高。一般收缩压无变化，舒张压轻度降低，使脉压稍增大。孕妇体位影响血压，妊娠晚期仰卧位时增大子宫压迫下腔静脉，回心血量减少，心排出量降低，血压下降，形成仰卧位低血压综合征。侧卧位能解除子宫压迫，改善血液回流，因此鼓励妊娠中、晚期孕妇侧卧位休息。

（四）血液系统

1. 血容量

血容量自妊娠 6~8 周开始增加，至妊娠 32~34 周达高峰，增加 40%~45%，平均增加 1450 mL，维持此水平至分娩。其中血浆平均增加 1000 mL，红细胞平均增加 450 mL，使血液稀释，出现生理性贫血。

2. 血液成分

（1）红细胞：妊娠期骨髓不断产生红细胞，网织红细胞轻度增加。非妊娠期妇女的红细胞计数为 $4.2×10^{12}/L$，血红蛋白值约为 130 g/L，血细胞比容为 0.38~0.47；妊娠后，由于血液稀释，红细胞计数约为 $3.6×10^{12}/L$，血红蛋白值约为 110 g/L，血细胞比容降为 0.31~0.34。妊娠后，由于血液稀释，为适应红细胞增生、胎儿生长和孕妇各器官生理变化的需要，应在妊娠中、晚期补充铁剂，以防止缺铁性贫血。

（2）白细胞：妊娠期白细胞稍增加，约为 $10×10^{9}/L$，有时可达到 $15×10^{9}/L$，主要为中性粒细胞增加，淋巴细胞增加不多，单核细胞和嗜酸性粒细胞均无明显变化。

（3）凝血因子：妊娠期凝血因子Ⅱ、Ⅴ、Ⅶ、Ⅸ、Ⅹ均增加，仅凝血因子Ⅺ及Ⅻ降低，使血液处于高凝状态，对预防产后出血有利。血小板数无明显变化。妊娠期血沉加快，可达 100 mm/h。

（4）血浆蛋白：由于血液稀释，血浆蛋白在妊娠早期即开始降低，妊娠中期时血浆蛋白值为 60~65 g/L，主要表现为白蛋白减少并维持此水平至分娩。

（五）泌尿系统

由于孕妇及胎儿代谢产物增多，肾脏负担加重。肾血流量（RPF）及肾小球滤过率（GFR）于妊娠早期均增加，并在整个妊娠期维持高水平。由于 GFR 增加，而肾小管对葡萄糖再吸收能力不能相应增加，故约 15% 的孕妇饭后可出现糖尿症状。

妊娠早期，增大的子宫压迫膀胱，引起尿频，妊娠 12 周后子宫体高出盆腔，压迫膀胱的症状消失。妊娠末期，由于胎先露进入盆腔，孕妇再次出现尿频，甚至腹压稍增加即出现尿液外溢现象，此现象产后可逐渐消失。

受孕激素影响，泌尿系统平滑肌张力下降。自妊娠中期肾盂及输尿管增粗，蠕动减弱，尿流缓慢，且右侧输卵管受右旋子宫压迫，孕妇易发生肾盂肾炎，且以右侧多见，可用左侧卧位预防。

（六）呼吸系统

妊娠早期孕妇的胸廓发生改变，表现为胸廓横径加宽、周径加大、横隔上升，呼吸时膈肌活动幅度增加。妊娠中期肺通气量增加大于耗氧量，孕妇有过度通气现象，这有利于提供孕妇和胎儿所需的氧气。妊娠后期子宫增大，腹肌活动幅度减少，使孕妇以胸式呼吸为主，气体交换保持不减。

（七）消化系统

妊娠早期，约有半数妇女出现不同程度的恶心，或伴呕吐，尤其于清晨起床时更为明显。受雌激素影响，牙龈充血、水肿、增生，晨间刷牙时易有牙龈出血。孕妇常有唾液增多，有时有流涎现象。由于孕激素的影响，胃肠平滑肌张力下降使蠕动减少、减弱，胃排空时间延长，易有上腹部饱胀感。妊娠中、晚期，由于胃部受压及幽门括约肌松弛，胃内酸性内容物可回流至食管下部，产生"灼热"感；肠蠕动减弱，易便秘。

（八）内分泌系统

妊娠期腺垂体增大 1~2 倍，嗜酸性粒细胞肥大、增多，形成"妊娠细胞"。于产后 10 d 左右恢复。产后有出血性休克者，可使增生、肥大的垂体缺血、坏死，导致希恩综合征。

（九）其他

1. 皮肤

妊娠期垂体分泌促黑素细胞激素增加，使黑色素增加，加之雌激素明显增多，使孕妇面颊、乳头、乳晕、腹白线、外阴等处出现色素沉着。孕妇面颊呈蝶形分布的褐色斑，习称妊娠斑，于产后逐渐消退。

随着妊娠子宫增大，孕妇腹壁皮肤弹力纤维过度伸展而断裂，使腹壁皮肤出现紫色或淡红色不规则平行的裂纹，称妊娠纹。产后变为银白色，持久不退。

2. 体重

体重于妊娠 12 周前无明显变化，以后体重平均每周增加 350 g，正常不应超过 500 g，至妊娠足月时，体重平均每月增加 12.5 kg，包括胎儿、胎盘、羊水、子宫、乳房、血液、组织间液、脂肪沉积等。

3. 矿物质及维生素

胎儿生长发育需要大量的钙、磷、铁。绝大部分是在妊娠末期 2 个月内积累的，故至少应于妊娠期的后 3 个月补充维生素及矿物质。

二、心理—社会调适

妊娠期良好的心理适应有助于产后亲子关系的建立及母亲角色的完善。孕妇常见的心理反应有：惊讶和震惊、矛盾心理、接受、情绪激动、内省等。

第三节　妊娠诊断

根据妊娠不同时期的特点，临床上将妊娠分为 3 个时期：妊娠 13 周末之前称为早期妊娠；第 14~27 周末称为中期妊娠；第 28 周及其后称为晚期妊娠。

一、早期妊娠诊断

（一）临床表现

1. 停经

育龄期有性生活史的健康妇女，平时月经周期规则，一旦月经过期，应考虑早期妊娠；停经 10 d 以上，应高度怀疑妊娠；如停经 2 个月以上，则妊娠的可能性更大。停经是妊娠最早的症状，但不是妊娠的特有症状。

2. 早孕反应

在停经 6 周左右出现晨起恶心、呕吐、食欲减退、喜食酸物或偏食、畏寒等症状，称为早孕反应，多在停经 12 周左右自行消失。

3. 尿频

尿频是前倾增大的子宫在盆腔内压迫膀胱所致，增大的子宫超出盆腔后，尿频症状自然消失。

4. 乳房变化

自妊娠 8 周起，在雌、孕激素作用下，乳房逐渐增大。孕妇自觉乳房轻度胀痛、乳头刺痛、乳房增大，乳头及周围乳晕着色，有深褐色蒙氏结节出现。

5. 妇科检查

妊娠 6~8 周时，阴道黏膜及子宫颈充血，呈紫蓝色，阴道检查子宫随停经月份而逐渐增大，子宫峡部极软，子宫体与子宫颈似不相连，称黑加征。随着妊娠进展至 8 周，子宫约为非妊娠子宫的 2 倍；妊娠 12 周时，子宫约为非妊娠子宫的 3 倍，在耻骨联合上方可触及。

(二) 实验室检查与其他辅助检查

1. 妊娠试验

检测血或尿中人绒毛膜促性腺激素（HCG）含量，协助诊断早期妊娠。

2. 超声检查

超声检查是检查早期妊娠快速准确的方法。

3. 宫颈黏液检查

宫颈黏液量少、黏稠，拉丝度差，涂片干燥后光镜下仅见排列成行的椭圆体，不见羊齿植物叶状结晶，则早期妊娠的可能性较大。

4. 基础体温测定

双相型体温的已婚妇女出现高温相 18 d 持续不降，早孕可能性大；高温相持续 3 周以上，则早孕可能性更大。

二、中晚期妊娠诊断

（一）健康史

有早期妊娠的经过，且子宫明显增大，可感觉到胎动。

（二）临床表现

1. 子宫增大

随着妊娠进展，子宫逐渐增大。手测子宫底高度或尺测耻上子宫长度可以估计胎儿大小及孕周，可以判断子宫大小与妊娠周数是否符合。增长过速或过缓均可能为异常。

2. 胎动

孕妇于妊娠 18~20 周时开始自觉有胎动，胎动 3~5 次/时。妊娠周数越多，胎动越活跃，但至妊娠末期胎动逐渐减少。腹壁薄且松弛的孕妇，经腹壁可见胎动。

3. 胎心音

妊娠 12 周，用多普勒胎心听诊仪经孕妇腹壁能探测到胎心音。胎心音 110~160 次/分。胎心音应与子宫杂音、腹主动脉杂音、脐带杂音鉴别。

4. 胎体

妊娠 20 周以后，经腹壁能触到子宫内的胎体，妊娠 24 周以后触诊能区分头部、胎臂、胎背及胎儿四肢。胎头圆而硬，有浮球感；胎背宽而平坦，胎臀宽而软，形状不规则；胎儿肢体小且有不规则活动。

（三）辅助检查

1. 超声检查

B 型超声显像法不仅能显示胎儿数目、胎方位、胎心搏动和胎盘位置，且能测定胎头双顶径，观察胎儿有无体表畸形。

2. 胎儿心电图

目前国内常用间接法检测胎儿心电图，通常于妊娠 12 周以后显示较规律的图形，于妊娠 20 周后的成功率更高。

三、胎产式、胎先露、胎方位

妊娠 28 周以前，羊水较多、胎体较小，胎儿在子宫内活动范围较大，胎儿位置不固定。妊娠 32 周以后，胎儿生长迅速，羊水相对减少，胎儿与子宫壁贴近，胎儿的位置和姿势相对恒定，但亦有极少数胎儿的姿势和位置在妊娠晚期发生改变。胎方位甚至在分娩期仍可改变。

（一）胎产式

胎儿身体纵轴与母体身体纵轴之间的关系称胎产式。两轴平行者称纵产式，占妊娠足月分娩总数的 99.75%；两轴垂直者称横产式，占妊娠足月分娩总数的 0.25%；两轴交叉者称斜产式，属暂时性的，于分娩过程中多转为纵产式，偶有转为横产式。

（二）胎先露

最先进入骨盆入口的胎儿部分称胎先露。纵产式有头先露、臀先露，横产式为肩先露。头先露又可因胎头屈伸程度不同分为枕先露、前囟先露、额先露及面先露。臀先露又可因入盆先露不同分为混合臀先露、单臀先露和足先露。偶可见头先露或臀先露与胎手或胎足同时入盆，称为复合先露。

（三）胎方位

胎儿先露部指示点与母体骨盆的关系称胎方位。枕先露以枕骨、面先露以颏骨、臀先露以骶骨、肩先露以肩胛骨为指示点。根据指示点与母体骨盆左、右、前、后、横的关系而有不同的胎位。

第四节 妊娠期妇女的护理

加强妊娠期管理的目的是明确孕妇和胎儿的健康状况，及早发现并治疗妊娠并发症和并发症（如妊娠期高血压疾病、妊娠合并心脏病等），及时纠正胎位异常，及早发现胎儿发育异常。产前护理评估主要是通过定期产前检查实现，要收集完整的病史资料、体格检查资料，为孕妇提供连续的整体护理。

一、护理评估

妇产科护理评估包括健康史采集、身心状况评估、实验室检查与其他辅助检查。

二、常见护理诊断/问题

（一）便秘

与妊娠引起肠蠕动减弱有关。

（二）知识缺乏

与缺乏妊娠期保健知识有关。

（三）胎儿有受伤的危险

与遗传、感染、中毒、胎盘功能障碍有关。

三、预期目标

（1）孕妇获得孕期保健知识，维持母婴于健康状态。

（2）孕妇掌握有关育儿知识，适应母亲角色。

四、护理措施

（一）一般护理

告知孕妇产前检查的意义、重要性和产前检查内容，预约下次产前检查的时间，并督促其定期的产检和健康指导。

（二）心理护理

了解孕妇对妊娠的心理适应程度，可在每一次产前检查接触孕妇时进行。鼓励孕妇抒发内心感受和想法，针对其需要解决问题，如孕妇一味地抱怨身体不适，要判断是否有其他潜在的心理问题，才能找出症结所在。

（三）症状护理

1. 恶心、呕吐

约半数的妇女在妊娠 6 周左右出现早孕反应，12 周左右消失。在此期间应避免空腹，清晨起床时先吃几块饼干或面包，少量多餐，饮食清淡；给予孕妇精神鼓励和支持，以减少心理的困扰和焦虑。如妊娠 12 周后仍继续呕吐，甚至影响孕妇营养时，要遵医嘱进行治疗。对偏食者，在不影响饮食平衡的情况下可不做特殊处理。

2. 尿频、尿急

常发生在妊娠初 3 个月及末 3 个月。若因压迫所致，且无任何感染征象，可给予解释，不必处理。

3. 白带增多

于妊娠初 3 个月及末 3 个月明显，是妊娠期正常的生理变化，但应排除假丝酵母菌、滴虫、淋菌、衣原体等感染。嘱孕妇每日清洗外阴或经常洗澡，但严禁阴道冲洗。指导孕妇穿透气性好的棉质内裤，经常更换。分泌物过多的孕妇，可用卫生巾并经常更换，增加舒适感。

4. 水肿

孕妇在妊娠后期易发生下肢水肿，经休息后可消退，属正常；如下肢明显凹陷性水肿或经休息后不消退者，应及时诊治，警惕妊娠期高血压疾病的发生。适当限制孕妇对盐的摄入，但不必限制水分。

5. 下肢、外阴静脉曲张

孕妇应避免两腿交叉或长时间站立、行走，并注意时常抬高；指导孕妇穿弹力裤或袜，以促进血液回流；会阴部有静脉曲张者，可于臀下垫枕，抬高髋部休息。

6. 便秘

嘱孕妇养成每日定期排便的习惯，多吃水果、蔬菜等含纤维素多的食物，增加每日饮水量，注意适当的活动。未经医生许可不可随便使用大便软化剂或轻泻剂。

7. 腰背痛

指导孕妇穿低跟鞋，在俯拾或抬举物品时，保持上身直立，弯曲膝部，用两下肢的力量抬起。如工作要求长时间弯腰，妊娠期间应予以适当调整。疼痛严重者，必须卧床休息（硬床），局部热敷。

8. 下肢痉挛

指导孕妇饮食中增加钙的摄入，必要时遵医嘱口服钙剂。

9. 仰卧位低血压综合征

嘱左侧卧位后症状可自然消失，不必紧张。

10. 失眠

每日坚持户外活动，如散步。睡前用梳子梳头，温水洗脚，或喝热牛奶等方式均有助于睡眠。

11. 贫血

孕妇应适当增加含铁食物的摄入，如动物肝脏、瘦肉、蛋黄等，必要时遵医嘱补充铁剂。

五、健康指导

（一）异常症状的判断

孕妇出现下列症状应立即就诊：阴道流血，妊娠 3 个月后仍持续呕吐、寒战、发热、腹部疼痛、头痛、眼花、胸闷、心悸、气短，液体突然自阴道流出，胎动计数突然减少等。

（二）营养指导

母体是婴儿成长的环境，孕妇的营养状况直接或间接地影响自身和胎儿的健康。妊娠期间孕妇必须增加营养的摄入以满足自身及胎儿的双方需要。

（三）清洁和舒适

妊娠期养成良好的刷牙习惯，勤淋浴。孕妇衣服应宽松、柔软、舒适，冷暖适宜。妊娠期宜穿轻便舒适的鞋子，鞋跟宜低。

（四）活动与休息

一般孕妇可坚持工作到 28 周，28 周后宜适当减轻工作量，避免长时间站立或重体力劳动。妊娠期孕妇需要充足的休息与睡眠。妊娠期要保证适量的运动，散步是孕妇最适宜的运动，一切家务操作均可正常进行，切勿攀高举重。

（五）胎教

指对胎儿进行抚摸训练和音乐训练。

（六）妊娠期自我监护

胎心音计数和胎动计数是孕妇自我监护胎儿宫内情况的一种重要手段。

（七）性生活指导

妊娠前 3 个月及末 3 个月，均应避免性生活，以防流产、早产及感染。

（八）识别先兆临产

临近预产期的孕妇，如出现阴道血性分泌物或规律宫缩则为临产，应尽快到医院就诊。如阴道突然大量液体流出，嘱孕妇平卧，由家属送往医院，以防脐带脱垂而危及胎儿生命。

（九）药物的使用

很多药物可通过胎盘进入胚胎内，从而影响胚胎发育。尤其是妊娠最初的 2 个月，这是胚胎器官的发育形成时期，此时用药更应注意。

六、结果评价

（1）母婴健康、舒适，无并发症发生。

（2）产妇能正确演示育儿技能。

第五节　分娩的准备

多数妇女，尤其是初产妇，由于缺乏有关分娩方面的一些知识，担心分娩过程中自身和胎儿安全等，会产生焦虑和恐惧心理，而这些心理问题又会影响产程的进展和母婴的安全，因此，帮助孕妇做好分娩的准备是非常必要的。

一、先兆临产

分娩发动前，出现预示孕妇不久即将临床的症状，称为先兆流产。

（一）假临产

孕妇在分娩发动前，常会出现假临产，其特点为：宫缩持续时间短且不恒定，间歇时间长而不规则；宫缩的强度不加强；不伴随出现宫颈管消失和宫颈口扩张；常在夜间出现，白天消失。给予镇静剂可以抑制假临产。

（二）胎儿下降感

随着胎先露下降入骨盆，宫底随之下降，多数孕妇会感觉上腹部较前舒适，进食量也增加，呼吸轻快。由于胎先露入盆压迫了膀胱，孕妇常出现尿频症状。

（三）见红

在分娩发动前 24~48 h，经阴道口排出少量血液，与宫颈管内的黏液混合排出，称为见红。见红是分娩即将开始的比较可靠的征象，但若出血量超过月经量，则不应认为是见红，而可能是妊娠晚期出血性疾病。

二、分娩的物品准备

产前帮助既缺乏抚养孩子知识和技能，又缺乏社会支持系统的年轻准父母，指导其准备好产妇和新生儿用物，缓解其紧张和焦虑情绪，增加其抚养孩子的责任心和信心。

三、产前运动

妊娠期间做运动的目的是减轻身体的不适感，伸展会阴部肌肉，使分娩得以顺利进行；同时强化肌肉，以助产后身体迅速、有效地恢复。产前运动包括：腿部运动、腰部运动、盘腿坐式、盘坐运动、骨盆与背摇摆运动、骨盆倾斜运动、双腿抬高运动、脊柱伸展运动。

四、减轻分娩不适的方法

目前有多种方式可协助减轻分娩时的疼痛。

（一）拉梅兹分娩法

包括廓清式呼吸、放松技巧、意志控制的呼吸、划线按摩法。

（二）瑞德法

包括放松技巧、腹式呼吸。

（三）布莱德雷法

也称"丈夫教练法"，主要强调丈夫在产妇妊娠、分娩和新生儿出生后最初几天中的重要性。

第五章　分娩期妇女的护理

第一节　影响分娩的因素

影响分娩的因素包括产力、产道、胎儿及精神心理因素，若各因素均正常并能相互适应，胎儿能顺利经阴道自然娩出，为正常分娩。

一、产力

产力是指将胎儿及其附属物从宫腔内逼出的力量，包括子宫收缩力（简称宫缩）、腹肌及膈肌收缩力（统称腹压）和肛提肌收缩力。

（一）子宫收缩力

子宫收缩力是临产后的主要产力，贯穿于整个分娩过程。正常的子宫收缩特点为：节律性、对称性、极性和缩复作用。

（二）腹壁肌及膈肌收缩力

腹壁肌及膈肌收缩力是第二产程时娩出胎儿的重要辅助力量。第三产程用腹压还能迫使已剥离的胎盘尽早娩出，降低发生产后出血的可能性。

（三）肛提肌收缩力

肛提肌收缩力是协助胎儿的内旋转、仰伸及娩出所必需的力量。胎儿娩出后有助于已剥离的胎盘娩出。

二、产道

（一）骨产道

在分娩过程中几乎无变化，但其原有的形状和大小与分娩顺利与否关系密切。骨产道共分为 3 个平面。

1. 骨盆入口平面

呈横椭圆形，其前方为耻骨联合上缘，两侧为髂耻缘，后方为骶岬上缘。由 3 条径线组成，即入口前后径、入口横径、入口斜径（左右各一）。

2. 中骨盆平面

为骨盆的最小平面，呈前后径长的纵椭圆形，其前方为耻骨联合下缘，两侧为坐骨棘，后方为骶骨下端。由中骨盆前后径、中骨盆横径（坐骨棘间径）两条径线组成，其中坐骨棘间径是胎头先露部通过中骨盆的重要径线，其长短与分娩机制关系密切。

3. 骨盆出口平面

由两个在不同平面的三角形所组成。前三角平面顶端为耻骨联合下缘，两侧为耻骨降支；后三角平面顶端为骶尾关节，两侧为左右骶结节韧带。由出口前后径、出口横径（坐骨结节间径）、出口前矢状径、出口后矢状径 4 条径线组成，若出口横径稍短，出口横径与出口后矢状径之和>15 cm，一般大小的妊娠足月胎头可通过后三角区经阴道娩出。

4. 骨盆轴与骨盆倾斜度

（1）骨盆轴：连接骨盆各平面中点的假想曲线为骨盆轴，此轴上段向下向后，中段向下，下段向下、向前。分娩时，胎儿沿此轴娩出。

（2）骨盆倾斜度：指妇女站立时，骨盆入口平面与地平面所形成的角度，一般为60°。若骨盆倾斜度过大，会影响胎头衔接和娩出。

（二）软产道

由子宫下段、子宫颈、阴道、外阴及骨盆底软组织构成的弯曲管道。

1. 子宫下段的形成

非妊娠时长约1 cm的子宫峡部至妊娠末期被逐渐伸展拉长，形成子宫下段。由于子宫肌纤维的缩复作用，子宫上段肌壁越来越厚，下段肌壁越来越薄，在两者间的子宫内面形成一环状隆起，称生理缩复环。

2. 子宫颈的变化

临产后规律宫缩牵拉致使子宫颈内口向上向外牵拉，颈管形成漏斗形，子宫颈管逐渐消失，继之宫口扩张，直至宫口开全。

3. 骨盆底、阴道及会阴的变化

肛提肌向下及向两侧扩展，肌纤维拉长，使5 cm厚的会阴体变至2~4 mm，以利胎儿通过。

三、胎儿

（一）胎儿大小

1. 胎头颅骨

在分娩过程中，通过颅骨轻度移位重叠使头颅变形，体积缩小，利于胎头娩出。

2. 胎头径线

主要有双顶径、枕额径、枕下前囟径、枕颏径，其中双顶径是胎头的最大横径，临床上常用 B 超检测此值以判断胎儿大小。

（二）胎位

头先露时，由于分娩过程中颅骨重叠，使胎头变形、周径变小，有利于胎头娩出。臀先露时，阴道扩张不充分，胎头娩出困难。肩先露时，胎体纵轴与骨盆轴垂直，妊娠足月胎儿不能通过产道。

（三）胎儿畸形

若胎儿某一部分发育异常，如脑积水、连体儿等，使胎头或胎体过大，故很难通过产道。

四、精神心理因素

分娩应激既可以产生生理上的应激，也可以产生精神心理上的应激。产妇一系列的精神心理因素能够影响机体内部的平衡、适应力和健康情况。多数初产妇通过各种渠道了解到有关分娩的负面信息，害怕和恐惧分娩过程，怕痛、怕出血、怕发生难产等，常常处于焦虑、不安和恐惧的心理状态而影响分娩进程。

第二节　正常分娩期妇女的护理

一、概述

临产的标志为有规律且渐强的宫缩，持续约 30 s 或以上，间歇 5~6 min，同时伴随进行性的子宫颈管消失、宫口扩张和胎先露下降。总产程即分娩全过程，是指从开始出现规律宫缩直到胎儿胎盘完全娩出为止。临床分为 3 个产程。

（一）第一产程

指从临产开始至宫口开全为止，初产妇需 11~12 h，经产妇需 6~8 h。

（二）第二产程

从宫口开全到胎儿娩出为止，初产妇需 1~2 h，经产妇需数分钟至 1 h。

（三）第三产程

从胎儿娩出到胎盘娩出为止，需 5~15 min，不超过 30 min。

二、第一产程产妇的护理

（一）提供温馨舒适的待产环境

鼓励产妇在宫缩间歇期少量多次进食高热量、清淡、易消化、非酸性食物及足够的水分；耐心讲解分娩是正常的生理过程，增加产妇对自然分娩的信心。

（二）下床活动和改变体位

产妇入院后除非有不能下床的禁忌证（如破水、血压高、应用镇静剂等），否则，应鼓励其下床活动。提倡自由体位，促进产程进展。

（三）观察产程进展

了解临产情况如宫缩发动时间、频率、持续时间；密切监测胎心变化，当胎儿出现缺氧表现时需立即给产妇吸氧，改左侧卧位等，边找原因边处理；密切监测胎膜有无破裂，一旦胎膜破裂，应立即听胎心，观察羊水性状、颜色和流出量，并记录破膜时间以及阴道流血情况等。通过阴道检查了解宫口扩张及胎头下降情况，了解宫颈厚薄、软硬、宫口扩张程度、是否破膜、骨盆腔大小，确定胎位，判断胎头的下降程度。

（四）鼓励排尿，促进舒适

临产后，应鼓励产妇每 2~4h 排尿 1 次，以免膀胱充盈影响宫缩及胎头下降。目前不主张肥皂水灌肠，外阴部阴毛也不必常规剔除。协助产妇保持全身清洁干燥，清洁会阴部黏液，增加舒适度。

（五）呼吸方法及放松技巧

帮助产妇放松并正确使用呼吸方法：鼻吸气，嘴巴出气。在第一产程末期宫口尚未开全时，指导产妇用浅而快的呼吸，避免过早屏气造成宫颈水肿。

（六）减轻疼痛

科学镇痛，减轻分娩期的焦虑及疼痛。

三、第二产程产妇的护理

（一）准备

第二产程期间助产士陪伴在旁，保持产房安静无噪声，协助产妇饮水、擦汗等，及时提供产程进展信息，给予安慰、支持与鼓励，缓解紧张和恐惧。进入产房后开放静脉通道并予鼻导管吸氧。

（二）观察产程进展

观察宫缩情况，每 5~10 min 听胎心 1 次，必要时连续胎心监护；若发现胎心异常，应立即阴道检查，尽快结束分娩。

（三）指导产妇屏气用力

鼓励产妇在自己感觉舒适和方便用力的直立体位分娩（非平卧位）。

告知产妇按照自己的意愿来决定用力时间和用力方式。在产妇还没感到想用力时，不必指导产妇用力；不宜指导产妇在宫缩时屏气用长力。

（四）接产准备

初产妇宫口开全、经产妇宫口扩张 4 cm 且宫缩规律有力时，应将产妇送至分娩室并做好准备工作。

（五）接产

鼓励产妇选择采用手膝俯卧位、侧卧位或其他非平卧位接产。接产要领是与产妇进行良好沟通；配合产妇用不同体位与用力方式接产；宫缩时均匀地控制胎头娩出速度，慢慢娩出胎儿。目前大体上有两种接产方式：①传统接产法，一手控制胎头，另一手扶持会阴体的接产方式；②无保护会阴接产法，只用一只手控制胎头，另一手不扶持会阴的接产方法。如胎头娩出过快，可指导产妇张口哈气，减慢娩出速度。胎头着冠后，会阴体膨胀达到极限，宫缩时让产妇哈气，宫缩间歇期让产妇稍用力，使胎头在宫缩间歇期缓缓娩出。胎儿娩出后，应迅速检查有无脐带绕颈，认真评估脐带是否过紧妨碍胎儿娩出，不要先切断脐带，首先评估胎肩能否自然娩出（是否有肩难产危险），耐心等待 1~2 min（至少 1 次宫缩）。大多数情况下，胎肩在第一次宫缩后自然娩出，在手膝俯卧位接产时，多数是会阴侧的肩先娩出，或前后肩同时娩出。娩肩时要注意保护会阴，控制胎体娩出的速度，防止会阴裂伤。

四、第三产程产妇的护理

（1）胎儿娩出后视情况进行呼吸道黏膜和羊水的清除，评估 Apgar 评分；提倡晚断脐，或者等待脐带搏动停止后断脐；处理新生儿时注意保暖、清洁；测量新生儿的身长和体重，同时检查其身体外观各部位是否正常，发现异常及时记录；协助进行早接触、早吸吮、早开奶。

（2）立即在产妇臀部放置聚血器以正确估计出血量。

（3）观察胎盘剥离情况，协助胎盘胎膜娩出并检查其完整性。接产者切忌在胎盘尚未完全剥离时用手按压宫底或牵拉脐带，以免引起胎盘部分剥离出血或拉断脐带甚至造成子宫内翻。

（4）检查软产道有无血肿、裂伤，如有裂伤按层次进行缝合，缝合完毕进行常规肛诊，检查有无缝线穿透直肠。

（5）产后继续在产房内观察 2 h，重点观察生命体征、宫缩情况、宫底高度、阴道出血量、会阴和阴道有无血肿等情况。协助产妇擦汗更衣、更换会阴垫，鼓励产妇进食，促进体力恢复。

（6）在产妇和新生儿转出产房前，应仔细核对新生儿。核对新生儿手圈、脚圈的信息，与产妇确认及与病历记录相符无误方可推出产房。

第三节　分娩期焦虑及疼痛的护理

在分娩过程中，产妇因害怕和恐惧分娩过程，怕痛、怕出血、怕发生难产、怕自己不能坚持、怕胎儿性别不理想、怕胎儿畸形、怕有生命危险等，致使临产时情绪紧张，常处于焦虑不安的精神心理状态。分娩期的剧烈疼痛可以导致一系列神经内分泌反应，使产妇发生血管收缩、胎盘血流减少、酸中毒等，对产妇发生不良影响，因此科学的分娩镇痛非常有意义。非药物镇痛对产程和胎儿是最安全的，适合于轻、中度疼痛的产妇。小剂量麻醉性镇痛药和低浓度局麻药联合用于腰麻或硬膜外镇痛是首选的组合。

理想的分娩镇痛标准：①对产妇及胎儿不良反应小；②药物起效快，作用可靠，便于给药；③避免运动阻滞，不影响宫缩和产妇运动；④产妇清醒，能配合分娩过程；⑤能满足整个产程的镇痛要求。

一、护理评估

评估产妇焦虑和疼痛对分娩及母体、胎儿、新生儿带来的影响：产妇对未知情况焦虑恐惧，会引起自身心跳加速、心排出量增加、血压升高；导致产程延长，剖宫产率增加，产后出血的发生率增加；导致子宫血流量、胎盘的血液供应减少，易致胎窘、新生儿窒息等。评估产妇平时面对问题的态度、应对方式；产妇及家属对本次妊娠、分娩的期待程度；产妇可得到的支持系统的情况。

二、常见护理诊断/问题

（一）焦虑

与未知分娩过程和结果有关。

（二）疼痛

与过度焦虑、逐渐加强的宫缩有关。

（三）个人应对无效

与过度焦虑及未能运用应对技巧有关。

三、预期目标

（1）待产妇情绪稳定，能以正常的心态接受分娩。

（2）产妇的疼痛程度减轻，舒适感增加。

（3）产妇能积极运用有效的心理防御机制及应对技巧。

四、护理措施

（一）产前教育

通过有效的产前教育能控制产妇及胎儿的体重，使产妇学会呼吸方法及放松技巧，增加自然分娩的信心，减少分娩压力。

（二）建立良好的护患关系，做好有效沟通

尊重、理解产妇，对待产妇态度和蔼，注重亲情陪伴，尽量满足产妇的要求；鼓励并听取产妇的叙述，随时告知产程进展；进行每项检查、治疗前，给予解释指导等，取得产妇的配合；通过触摸、按摩等方式促进产妇的生理和心理舒适。

（三）产后心理支持

注意预防产妇产后抑郁的发生。

五、结果评价

（1）待产妇情绪稳定，接受缓解疼痛的方法。

（2）待产妇能运用有效的非药物镇痛技巧应对分娩期疼痛。

第六章　正常产褥期管理

第一节　正常产褥

产褥期是指从胎盘娩出至产妇全身各器官除乳腺外恢复至正常未孕状态所需的一段时期，通常为 6 周。产妇在产褥期的生命体征的变化、子宫复旧、产后宫缩痛、恶露、褥汗属于生理性变化。处理原则具体如下。

（1）预防产后出血、感染等并发症发生，产后 2h 是产后严重并发症的高发时期，应留产房内严密观察。

（2）促进舒适、促进产后生理功能恢复。

（3）推荐母乳喂养，按需哺乳。

（4）提供饮食起居、活动避孕及产后检查。

第二节　产褥期妇女的护理

一、护理评估

（一）健康史

认真阅读产前记录、分娩记录、用药史，特别注意异常情况及其处理经过，如产时出血多、会阴撕裂、新生儿窒息等。

（二）身心状况

1. 生命体征

（1）体温：多在正常范围，一般不超过 38 ℃，可能与产程中过度疲劳、产程延长或机体脱水有关。产后 3~4 日因乳房血管、淋巴管极度充盈，乳房胀大，可有 37.8 ℃~39 ℃发热，称为泌乳热，一般持续 4~16 h 后降至正常。

（2）脉搏：60~70 次/分。脉搏过快应考虑发热、产后出血引起休克的早期症状。

（3）呼吸：14~16 次/分。产后呼吸深而慢，由妊娠期的胸式呼吸变为胸腹式呼吸。

（4）血压：正常产妇变化不大，妊娠期高血压产妇的血压明显降低或恢复正常。

2. 生殖系统

（1）子宫：产后每日应在同一时间评估子宫底高度。评估前，告知产妇排尿后平卧、双膝稍屈曲、腹部放松，解开会阴垫，注意遮挡及保暖。评估时先按摩子宫使其收缩，然后手测宫底至耻骨联合上缘的距离。正常子宫圆而硬，位于腹部中央，产后当日子宫底平脐或位于脐下一横指，以后每日下降 1~2 cm，产后 10 日在耻骨联合上方扪不到宫底。子宫质地软应考虑是否有产后宫缩乏力问题；子宫偏向一侧应考虑是否有膀胱充盈问题。子宫不能如期复原常提示异常。

（2）会阴：阴道分娩者产后会阴轻度水肿，多于产后 2~3 d 自行消退。会阴撕裂伤或切开缝合后，若局部出现疼痛加重、红肿、硬结及分泌物应考虑会阴伤口感染。

（3）恶露：每日应观察恶露的量、颜色及气味。常在按压子宫的同时观察恶露的情况。正常恶露有血腥味，但无臭味，持续 4~6 周，总量可达 250~500

mL。如阴道流血量多于月经量或会阴垫湿透较快，应怀疑子宫收缩乏力或胎盘残留导致的产后出血；如阴道流血量不多，但子宫收缩不良、子宫底上升者，提示子宫腔内有积血；如产妇自觉肛门坠胀感，多有阴道后壁血肿；子宫收缩好但有鲜红色恶露持续流出，多提示有软产道损伤；恶露有臭味，提示有宫腔感染的可能。

3. 排泄

产后应评估膀胱充盈程度及第一次排尿情况。因膀胱充盈可影响有效的子宫收缩，导致产后出血。第一次排尿后需评估尿量，如尿量少，应再次评估膀胱的充盈情况，预防尿潴留。因为产后卧床时间长，加之进食少，产妇在产后 1~2 d 多不排大便，但也要评估是否有产后便秘的症状。

4. 乳房

（1）乳头的类型：有无乳头平坦、内陷。

（2）乳汁的质和量：初乳呈淡黄色，质稠，产后 3 d 每次哺乳可吸出初乳 2~20 mL；过渡乳和成熟乳呈白色。

（3）乳房胀痛及乳头皲裂：产后 1~3 d 若没有及时哺乳或排空乳房，产妇可有乳房胀痛；哺乳产妇尤其是初产妇在最初几日哺乳后容易出现乳头皲裂。

二、常见护理诊断/问题

（一）尿潴留

与产时损伤、活动减少及不习惯床上大小便有关。

（二）母乳喂养无效

与母乳供给不足或喂养技能不熟有关。

（三）有感染的危险

与产后产道损伤、产后抵抗力低下有关。

三、预期目标

（1）产妇产后 24 h 内没有发生尿潴留。

（2）产妇住院期间母乳喂养成功。

（3）产妇无感染发生。

四、护理措施

（一）一般护理

1. 生命体征

每日测体温、脉搏、呼吸及血压 2 次，如体温超过 38 ℃，应加强观察，查找原因，并向医生汇报。

2. 饮食护理

顺娩者产后 1 h 进流质或清淡半流质饮食，以后可进普通饮食。剖宫产者 6 h 后进流质饮食，排气后进半流质饮食。产妇的食物应富有营养、热量和水分。

3. 排尿与排便护理

（1）排尿：产后 4 h 内排尿，困难者用热水熏洗外阴，热敷下腹部刺激膀胱肌收缩；肌注新斯的明，必要时留置导尿。

（2）防便秘：鼓励产妇早日下床活动及做产后操，多饮水、多吃蔬菜和含纤维素的食物，以保持大便通畅。

4. 活动指导

如为正常分娩，鼓励产妇尽早下床活动，以增加血液循环、促进伤口愈合，预防下肢静脉血栓形成。同时，应避免负重劳动或蹲位活动，以防止子宫脱垂。

（二）子宫复旧护理

及时排空膀胱，按摩子宫，按医嘱给予宫缩剂；如恶露有异味，常提示有感染的可能。

（三）会阴及会阴伤口的护理

取健侧卧位，用 0.05%聚维酮碘液擦洗会阴，每日 2 次。会阴水肿者，用 50%硫酸镁湿热敷；会阴血肿者，小的血肿 24 h 后用湿热敷或远红外线灯照射，大的血肿配合医生切开处理；会阴部有硬结者，用 95%乙醇湿热敷。

（四）乳房护理

1. 平坦及凹陷乳头的护理

进行乳头伸展练习、乳头牵拉练习。

2. 乳房胀痛护理

尽早哺乳，每次哺乳时应充分吸空乳汁，同时增加哺乳的次数，每次哺乳至少 20 min。哺乳前，热敷乳房、按摩乳房；佩戴合适的具有支托性的乳罩；生面饼外敷乳房；服用药物。哺乳后充分休息，饮食要清淡。

3. 乳头皲裂护理

轻者可继续哺乳。取舒适的姿势，让乳头和大部分乳晕含吮在婴儿口中。哺乳后，挤出少许乳汁涂在乳头和乳晕上，能起到修复表皮的作用。疼痛严重者，在皲裂处涂抗生素软膏。

4. 催乳护理

对于出现乳汁分泌不足的产妇，应指导按需哺乳、夜间哺乳，调节饮食，同时鼓励产妇树立信心。

5. 退乳护理

产妇因疾病或其他原因不能哺乳时，应尽早退奶。最简单的退奶方法是停止哺乳，不排空乳房，少进汤汁。口服维生素 B_6 200 mg，每日 3 次，共 5~7 d。

6. 母乳喂养指导

（1）一般护理指导：创造舒适的休养环境，保证充足的休息，保持心情愉快；摄取足够的热量；增加蛋白质、维生素的摄入；控制脂肪的摄入；补充足够的钙、铁、钾、碘等必需的无机盐类；饮食中有足够的蔬菜、水果及谷类；配合适当的锻炼。

（2）喂养方法指导。

①哺乳时间：原则是早接触、早吸吮、按需哺乳，一般产后半小时内开始哺乳。

②哺乳方法：一手托乳房，以乳头刺激婴儿上唇，当婴儿张开口的瞬间，把乳头和大部分乳晕放入婴儿口中。婴儿和产妇胸贴胸，腹贴腹，婴儿下颌贴乳房。

（五）心理护理

产褥期妇女心理调适表现在确立家长与孩子的关系和承担母亲角色的责任这两方面，一般经历如下 3 个时期。

1. 依赖期

产后 1~3 d。表现为产妇的很多需要是通过别人来满足的，如对孩子的关心、喂奶、沐浴等。同时，产妇喜欢用语言表达对孩子的关心，较多地谈论自己妊娠和分娩的感受。

2. 依赖—独立期

产后 4~14 d。产妇表现出较为独立的行为，开始学习和练习护理自己的孩子，亲自喂奶而不需要帮助。但产妇在这一时期容易产生压抑的情绪，可能是分娩后产妇感情脆弱、太多的母亲责任、痛苦的妊娠和分娩过程、糖皮质激素和甲状腺激素处于低水平等因素造成。

3. 独立期

产后 2 周至 1 个月。在这一时期，产妇、家人和婴儿已成为一个完整的系统，新家庭形成并正常运作。在这一时期，产妇及其丈夫会承受更多的压力，如兴趣与需要、事业与家庭之间的矛盾，哺育孩子和承担家务、维持夫妻关系中各种角色的矛盾等。

五、健康指导

(一) 一般指导

产妇居室应清洁通风，饮食应合理，需要保证充足的营养；注意休息，注意个人卫生和会阴部清洁，保持良好的心境。

(二) 产褥期保健指导

产褥期内禁止性生活。

(三) 出院指导

强调母乳喂养的重要性，坚持母乳喂养；指导产妇上班后如何母乳喂养；告知产妇及家属如遇喂养问题时，可选用医院的热线电话咨询等方法进行解决。

（四）产后检查

产后 42 d，应来医院进行一次全面检查，以了解产妇的全身情况，特别是生殖器官的恢复情况及新生儿的发育情况。

六、结果评价

（1）产妇血压、脉搏保持正常。

（2）产妇产后及时排尿、排便，没有发生尿潴留。

（3）产妇母乳喂养成功，新生儿体重增长正常。

（4）产妇在护士的指导下积极参与新生儿护理及自我护理，表现出自信和满足。

第三节　正常新生儿的护理

一、概述

足月新生儿系指孕龄满 37 周但不足 42 周，出生体重≥2500 g 的新生儿。正常新生儿生理特点如下。

（一）体温

新生儿体温调节中枢发育不完善，体温随环境温度波动。

（二）皮肤黏膜

胎脂有保护皮肤、减少散热、防止细菌感染的作用。新生儿口腔黏膜血管丰富，两面颊部有较厚的脂肪层，称颊脂体，可帮助吸吮；上腭中线两旁有散在黄白色小点称为上皮珠，齿龈上有白色韧性小颗粒俗称"马牙"，出生后数周自然消失。

（三）呼吸系统

以腹式呼吸为主，浅而快，40~60 次/分，2 d 后降至 20~40 次/分。

（四）循环系统

1. 心率

较快，睡眠时平均心率为 120 次/分，清醒时 140~160 次/分。

2. 血液分布

主要集中于躯干及内脏，肝脾可触及，四肢易发冷、发绀。

（五）消化系统

能够适应大量流质饮食，易溢乳；出生后 24 h 内排出胎便。3~4 d 后排便 3~5 次/天。

（六）泌尿系统

滤过和浓缩功能较成人差，尿量多，易发生脱水和电解质紊乱的问题。

（七）神经系统

发育不成熟，肌张力稍高，哭闹时可有肌强直；大脑皮质兴奋性低，睡眠时间长，出生时即有吸吮、吞咽、觅食、握持、拥抱等先天性反射。

（八）免疫系统

从母体获得免疫球蛋白 G、免疫球蛋白 M、免疫球蛋白 A，使其出生后 6 个月具有抗传染病的免疫力。

二、临床表现

（一）体温改变

正常腋下体温为 36~37.2 ℃。

（二）皮肤、巩膜发黄

生理性黄疸。

（三）体重减轻

生理性体重下降，出生后 2~4 d 下降，不超过 10%，7~10 d 恢复到出生时的水平。

（四）乳腺肿大及假月经

新生儿出生后 3~4 d 可出现乳腺肿胀，2~3 周后自行消失。有些女婴出生后 1 周左右阴道会有血性分泌物，这是因为胎儿阴道上皮及子宫内膜受母体雌激素影响。这种假月经不用处理，数天后即可消失。

三、处理原则

维持新生儿正常生理状态，满足生理需求，防止合并症的发生。

四、护理评估

（一）健康史

母亲情况：妊娠、分娩过程和分娩方式。

（二）出生情况评估

采用 Apgar 评分标准，对新生儿的出生时间、体重、性别、有无畸形等情况进行标识和记录。

（三）身体状况

①生命体征；②大小便；③肌张力及活动情况；④皮肤、黏膜；⑤脐带；⑥啼哭。

五、常见护理诊断/问题

（一）有窒息的危险

与呛奶、呕吐有关。

（二）有体温改变的危险

与体温调节系统不成熟、缺乏体脂有关。

（三）有感染的危险

与新生儿免疫机制发育不完善及皮肤黏膜屏障功能差有关。

六、预期目标

（1）住院期间，新生儿的生命体征正常。

（2）新生儿住院期间不发生感染。

（3）新生儿不发生窒息。

（4）家长能说出喂养新生儿及新生儿的护理要点。

七、护理措施

（1）入室时，助产士、母婴同室责任护士、新生儿家属三方核查新生儿全身情况，核对产妇床号、姓名、婴儿性别、出生时间手圈、婴儿病历及儿童保健卡，系好胸牌，洗净头面部，备好婴儿车，送至产妇床边行母乳喂养宣教。

（2）出生 24 h 内婴儿侧卧位（以右侧为主）。

（3）每日沐浴、测体重各 1 次，脐部护理 1 次；测体温 2 次/天。沐浴时室温 24~28 ℃，水温 38~42 ℃。

（4）如出生后>24 h 无尿、无胎便排出，通知医生。

（5）遵医嘱，24 h 内接种乙肝疫苗于右臂三角肌，接种卡介苗于左臂三角肌下缘。

（6）每小时观察、记录新生儿的一般情况（脐带、面色、吸吮、大小便）。

（7）每次护理新生儿前做好手卫生。

八、结果评价

（1）新生儿哭声洪亮，呼吸平稳。

（2）新生儿体温维持正常。

（3）新生儿脐部无红肿。

（4）母乳喂养成功。

第七章 高危妊娠管理

第一节 高危妊娠妇女的监护管理

一、概述

高危妊娠是指本次妊娠对孕产妇及胎婴儿有较高危险性，可能导致难产和（或）危及母婴者。具有高危妊娠因素的孕妇，称为高危孕妇；具有高危因素的围产儿，称为高危儿。

凡在妊娠和分娩时具有更大危险性的一类妊娠，都属高危妊娠范畴，其病因包括以下几点。

（一）社会经济因素及个人条件

如孕妇及家人收入低下、居住条件差、孕妇未婚、营养状况不良及妊娠前体重≤40 kg 或≥80 kg、年龄<16 岁或者≥35 岁、身高<145 cm 等。

（二）不良生活方式

如大量吸烟、饮酒、吸毒等。

（三）异常孕产史

如自然流产、异位妊娠、早产、死产、死胎、难产、新生儿死亡、新生儿畸形、新生儿溶血性黄疸或有先天性或遗传性疾病和巨大儿等。

（四）本次妊娠的病理情况

如糖尿病、高血压、心脏病、肝炎、肾脏病、甲状腺功能亢进、贫血、病毒感染及性病、恶性肿瘤、明显的生殖器异常等各种妊娠合并症及妊娠期高血压疾病、前置胎盘、胎盘早剥、羊水异常、胎儿宫内发育迟缓、母儿血型不合、胎位不正、过期妊娠、多胎妊娠、产道异常等妊娠期和分娩期并发症。

（五）其他

妊娠期接触大量放射性、化学性毒物或服用过对胎儿有不良影响的药物等。

二、监护措施

（一）确定孕龄

根据末次月经的时间、早孕反应的时间、胎动出现的时间推算孕龄。

（二）测量宫底高度及腹围

宫底高度是指耻骨联合上缘中点到宫底的弧形长度，腹围是指软尺平脐绕腹1周的数值，可通过孕妇的宫高和腹围估计胎儿大小。

估算方法为：胎儿体重（g）＝宫底高度（cm）×腹围（cm）+200。

（三）高危妊娠评分

高危妊娠评分是将妊娠中各项危险因素在产前检查时按"高危妊娠评分指标"（修改后的 Nesbitt 评分指标）进行评分，属于高危妊娠的孕妇应给予高危监护。随着妊娠进展，可再重新评分。

（四）胎动计数

胎动计数是评价胎儿宫内情况最简便有效的方法之一，应教会孕妇自数胎动。胎动减少表明胎儿宫内缺氧，胎动过频往往是胎动消失的前驱症状。

（五）妊娠图

将每次产前检查所测得的血压、体重、宫底高度、腹围、水肿、胎心率、胎位等数值记录在妊娠图上，绘制成曲线，其变化趋势可反映胎儿在宫内发育及孕妇的健康状况。

（六）B超检查

可显示胎儿数目、胎位、有无胎心搏动、胎儿有无畸形、胎盘位置及成熟度、羊水量等情况，还能通过测量胎头的双顶径、胸围、腹围、股骨长度以估计孕龄、预产期、胎儿体重。

（七）胎儿监护

1. 胎心听诊

临床常用多普勒胎心仪或产科听诊器进行胎心听诊，判断胎儿是否存活及是否存在宫内缺氧。

2. 胎儿电子监护

胎儿电子监护可监测胎心率及预测胎儿宫内储备能力。

（八）胎儿心电图监测

通过胎儿心脏活动的客观指标可尽早诊断胎儿是否存在宫内缺氧及先天性心

脏病。

（九）其他

胎盘功能检查、胎儿先天性畸形检查、胎儿成熟度检查、胎儿缺氧程度检查。

第二节　高危妊娠的处理原则及护理

一、处理原则

预防和治疗引起高危妊娠的各种病理因素。

二、护理评估

（一）健康史

了解孕妇的年龄、生育史、疾病史，了解妊娠早期是否接受过放射线检查或服用过对胎儿有害的药物、是否有过病毒感染等。

（二）身心状况

了解孕妇身高、体重，若身高 < 145 cm 常存在骨盆狭窄、体重 ≤ 40kg 或 ≥ 80 kg 者，危险性增加；步态异常者要注意骨盆是否不对称。测量血压，如高于 140/90 mmHg 或较基础血压升高 30/15 mmHg 者为异常。测量子宫底高度和腹围，异于正常值 3 cm 为异常。了解胎位有无异常，计数胎动，如低于自测胎动的 50% 或 12 h 胎动次数少于 10 次，排除药物影响后，要考虑胎儿宫内缺氧。

高危孕妇对胎儿健康及妊娠的发展有更多的担心，会产生焦虑、无助、恐惧等情绪，应认真评估高危孕妇的心理承受能力、应对机制及社会支持系统。

（三）实验室检查与其他辅助检查

1. 实验室检查

血、尿常规检查；肝、肾功能测定；出凝血时间等。

2. B 超检查

通过 B 超，可以及时了解胎儿发育情况、有无畸形及胎盘功能分级等。

3. 胎心听诊

正常胎心率为 110~160 次/分。

4. 胎儿电子监护

（1）胎心率的监测：监护仪记录的胎心率（fetal heart rate，FHR）有两种基本变化，即胎心率基线（baseline fetal heart rate，BFHR）和胎心率一过性变化。

①BFHR：是指在无子宫收缩影响和无胎动时记录的胎心率，包括每分钟心搏次数（beat per minute，bpm）及胎心率变异（FHR variability）。正常足月胎儿的 FHR 在 110 ~ 160 bpm。胎心率变异又称为基线摆动，摆动幅度正常为 6~25 bpm，摆动频率正常为每分钟≥6 次。FHR<110 bpm 或>160 bpm，或基线变异≤5 bpm，提示胎儿心动过缓或心动过速及胎儿储备能力差。

②胎心率一过性变化：受宫缩、胎动、触诊等刺激，胎心率发生暂时性加快或减慢，随后又能恢复到基线水平，称为胎心率一过性变化，它是判断胎儿安危的重要指标，有以下两种类型。

a. 加速：在子宫收缩时 FHR 基线暂时增加 15 bpm 以上，持续时间>15 s。这是胎儿情况良好的表现。

b. 减速：指随子宫收缩出现的暂时性胎心率减慢，分为 3 种：一是早期减速，与子宫收缩几乎同时，开始是胎心率减速，幅度<50 bpm，持续时间短，恢

复快，常发生在第一产程后期，这是宫缩时胎头受压引起，不受孕妇体位或吸氧而改变；二是变异减速，减速与子宫收缩的关系不恒定，下降迅速且下降幅度>70 bpm，持续时间不等，恢复迅速，这是宫缩时脐带受压兴奋迷走神经所致，孕妇左侧卧位可减轻症状；三是晚期减速，一般在宫缩高峰后出现 FHR 减速，下降缓慢，下降幅度<50 bpm，持续时间长，恢复也缓慢，一般认为晚期减速是胎盘功能不良、胎儿缺氧的表现。

（2）预测胎儿宫内储备能力。

①无应激试验：指在无宫缩、无外界负荷刺激下，观察胎心基线的变异及胎动后胎心率的情况，以了解胎儿储备能力。孕妇取半坐卧位，胎心探头放在胎心音区，宫缩压力探头放在宫底下 3 指处，连续监护 20 min。基线 110~160 次/分，变异 6~25 次/分，无减速或偶发变异减速持续时间短于 30 s，加速（足月胎儿）20 min 内 ≥ 2 次，加速超过 15 次/分，持续 15 s，称为反应型无应激试验（NST）。胎心过缓<100 次/分，胎心过速>160 次/分>30 min，基线不确定，变异 ≤5 次/分，≥25 次/分>10 min，正弦型。变异减速超过 60 s，晚期减速，加速（足月胎儿）20 min<1 次，或者加速超过 15 次/分，持续 15 s，称为无反应型 NST。

②缩宫素激惹试验：又称为宫缩应激试验，常用缩宫素诱发宫缩，监测并记录宫缩时胎盘一过性缺氧的负荷变化，以测定胎儿的储备能力。

5. 其他

还可通过胎儿心电图、羊膜镜检查、孕妇尿雌激素/肌酐值测定、血清胎盘生乳素测定、羊水卵磷脂/鞘磷脂值测定、羊水泡沫试验、淀粉酶值等了解胎盘功能、胎儿成熟度。

三、常见护理诊断/问题

（一）自尊紊乱

与分娩的愿望及对孩子的期望得不到满足有关。

（二）功能障碍性悲哀

与现实的或预感到丧失胎儿有关。

四、预期目标

（1）孕妇能维持良好的自尊。

（2）孕妇能正确面对自己与孩子的危险。

五、护理措施

（一）一般护理

保持室内空气新鲜，定时通风；指导孕妇注意休息，每天保证 8~10h 的睡眠时间，以左侧卧位为宜；指导孕妇均衡膳食，适度增加营养，保证胎儿成长发育需要的同时不增加自身代谢的负担。

（二）症状、体征的护理

观察孕妇的一般情况如生命体征、活动耐受力，有无阴道流血流液、腹痛、胎儿缺氧等症状体征，产时严密观察胎心率和羊水的色、量、气味，做好母儿监护及监护配合，发现异常及时通知医生并记录处理经过。

（三）用药护理

认真执行医嘱并配合处理。

（四）心理护理

评估孕妇的心理状态，提供有利于孕妇倾诉和休息的环境，避免不良刺激。提供相关指导，并鼓励和指导家人的参与和支持。

六、健康指导

为高危孕妇提供相应的健康指导，定期产前检查，并指导孕妇自我监测。

七、结果评价

（1）孕妇的高危因素得到有效控制，胎儿生长发育良好。

（2）孕妇能维持良好的自尊。

第三节　胎儿窘迫及新生儿窒息的护理

一、胎儿窘迫

（一）概述

胎儿窘迫是指胎儿在宫内急性或慢性缺氧危及其健康和生命的综合征，急性胎儿窘迫多发生在分娩期，慢性胎儿窘迫常发生在妊娠晚期，但在临产后常表现为急性胎儿窘迫。病因如下。

1．母体因素

如妊娠期高血压疾病、妊娠期糖尿病、前置胎盘、胎盘早剥、强直宫缩等都可使母体血液含氧量不足而导致胎儿窘迫。

2．胎盘、脐带因素

如脐带缠绕、真结、扭转及胎盘发育障碍、形状异常等使脐带血运受阻或胎盘功能低下。

3．胎儿因素

胎儿畸形、母儿血型不合引起胎儿溶血、胎儿宫内感染等。

（二）临床表现

胎儿窘迫的主要表现为胎心率改变、羊水胎粪污染、胎动异常。

（三）处理原则

进行严密观察，针对病因积极纠正缺氧状态，适时终止妊娠。

（四）护理评估

1．健康史

了解有无引起胎儿窘迫的病因。

2．身心状况

胎儿窘迫早期，孕妇自感胎动频繁，如未纠正缺氧，则胎动减少，继而消失；胎心率增快或减慢，胎心率<100 bpm，胎心变异≤5 bpm，伴频繁晚期减速或重度变异减速时提示胎儿缺氧严重，胎儿常结局不良，可随时胎死宫内。孕妇由于胎儿的生命受到威胁，可能会出现焦虑、恐惧及无助感；胎儿不幸死亡时，孕妇感情上会受到强烈的创伤而经历否认、愤怒、抑郁、接受的过程。

3. 辅助检查

（1）胎盘功能检查：24 h 尿雌三醇多次测定<10 mg，或连续测定急骤减少 30%~40%，提示胎盘功能不良。

（2）胎儿电子监护：NST 无反应型，光学相干断层扫描（OCT）显示频繁变异减速或晚期减速。

（3）其他：B 超检查、羊膜镜检查、胎儿头皮血气分析结果等检查结果有助于胎儿窘迫的诊断。

（五）常见护理诊断/问题

1. 焦虑

与胎儿宫内窘迫状态有关。

2. 气体交换受损（胎儿）

与胎儿供血状态改变有关。

3. 预感性悲哀

与胎儿可能死亡有关。

（六）预期目标

（1）胎儿情况好转，胎心率 110~160 bpm。

（2）孕妇能有效控制焦虑。

（3）产后 2 个月后孕妇能接受胎儿死亡的事实。

（七）护理措施

1. 一般护理

嘱孕妇左侧卧位，指导孕妇自数胎动。

2. 症状、体征的护理

严密监测胎心变化，一般 15 min 听一次胎心或进行胎儿电子监护。

3. 用药护理

遵医嘱给予孕妇氧气吸入，为需要手术者做好术前准备，能够短时间内经阴道分娩者，尽快助产娩出胎儿；做好抢救新生儿的准备。

4. 心理护理

向孕产妇及其家属提供有关信息，给予适当的解释，帮助他们减轻焦虑，面对现实。

（八）健康指导

教会孕妇自我监测的方法，发现异常及时到医院做进一步检查；指导有慢性胎儿窘迫的孕妇进食高蛋白质、高维生素的食物，预防和纠正营养不良。

（九）结果评价

（1）胎儿情况改善，胎心率在 110~160 bpm。

（2）孕妇能运用有效的应对机制来控制焦虑，生理和心理的舒适感增加。

（3）产后 2 个月后产妇能接受胎儿死亡的现实。

二、新生儿窒息

（一）概述

新生儿窒息指胎儿娩出后 1 min 内，仅有心跳而无呼吸，或未建立规律呼吸的缺氧状态，是新生儿死亡及伤残的主要原因之一。其常见病因有胎儿窘迫；胎儿吸入羊水、胎粪、黏液致呼吸道阻塞而造成气体交换受阻；各种原因使胎儿脑部长时间缺氧而致呼吸中枢受到损害；早产儿、肺发育不良等及产妇在接近胎儿娩出前使用麻醉剂或镇静剂。

（二）临床表现

以 Apgar 评分为评判指标，根据窒息严重程度分为轻度窒息和重度窒息。

1. 轻度窒息

又称为青紫窒息，Apgar 评分为 4~7 分。新生儿面部与全身皮肤呈青紫色；呼吸浅表或不规律；心跳规则有力，心率 80~120 次/分；对外界刺激有反应；喉反射存在；肌张力好，四肢稍屈。如抢救不及时，可转为重度窒息。

2. 重度窒息

又称为苍白窒息，Apgar 评分为 0~3 分。新生儿皮肤苍白；无呼吸或仅有喘息样微弱呼吸；心跳不规则，心率<80 次/分且弱；对外界无反应；喉反射消失；肌张力差，肌肉松弛。如抢救不及时，可能导致死亡。

出生后 Apgar 5 min 评分对评估预后很有意义。如 5 min 评分<3 分，新生儿死亡率及日后发生脑部后遗症的概率明显增加。

（三）处理原则

以预防为主，一旦发生新生儿窒息及时抢救，避免继发损伤。

（四）护理评估

1. 健康史

了解有无诱发新生儿窒息的危险因素。

2. 身心状况

重点通过胎儿出生后 1 min、5 min Apgar 评分来评估新生儿窒息的程度，同时注意产妇的情绪。

3. 实验室检查与其他辅助检查

血气分析显示氧分压（PaO_2）下降，二氧化碳分压（$PaCO_2$）升高，pH 下降。

（五）常见护理诊断/问题

1. 气体交换受损

与呼吸道内存在羊水、黏液有关。

2. 清理呼吸道无效

与呼吸道肌张力低下有关。

3. 有受伤的危险

与脑部缺氧、抢救操作有关。

4. 功能障碍性悲哀（母亲）

与预感或现实失去孩子及孩子可能留有后遗症有关。

（六）预期目标

（1）新生儿抢救成功，并发症降至最低。

（2）母亲情绪稳定。

（七）获理措施

1. 配合医生按照 A、B、C、D、E 程序进行复苏

A（airway）：保持呼吸道通畅，胎头娩出后用手挤压出新生儿口鼻咽喉部的羊水及黏液；断脐后立即用吸痰管再次清理呼吸道的黏液和羊水。

B（breathing）：人工呼吸，常采用气囊—面罩正压人工呼吸法。

C（circulation）：维持正常血液循环，采用双拇指法或示、中指法行胸外心脏按压。

D（drug）：药物治疗，肾上腺素为急救时主要药物。

E（evaluation）：评价，复苏过程中及复苏后应反复进行评价，以确定下一步治疗措施。

2. 注意保暖

抢救过程应在 30~32℃的复苏台上进行，操作过程中注意保暖，胎儿娩出后立即用毛巾擦干新生儿头部及全身。

3. 复苏后护理

复苏后还需加强新生儿护理，保持呼吸道通畅，预防感染，密切观察新生儿面色、呼吸、心率、体温等情况，必要时转入新生儿监护室继续治疗。

4. 产妇护理

提供情感支持，选择适宜的时机告之新生儿情况。

（八）结果评价

（1）新生儿 5 min Apgar 评分达 7 分或以上。

（2）新生儿没有受伤。

（3）产妇能接受事实，理解新生儿的抢救措施。

第八章 妊娠期并发症妇女的护理

第一节 妊娠剧吐

一、概述

孕妇妊娠 5~10 周频繁恶心呕吐，不能进食，排除其他疾病引发的呕吐，体重较妊娠前减轻>5%，出现体液电解质失衡及新陈代谢障碍且需住院治疗者，称为妊娠剧吐。

二、临床表现

一般在停经 40 d 左右，孕妇开始出现晨吐，逐渐加重，直至呕吐频繁不能进食。呕吐物中有胆汁或咖啡样物质，严重呕吐引起失水及电解质紊乱，甚至出现代谢性酸中毒，体重较妊娠前减轻≥5%，面色苍白、全身乏力、精神萎靡、黄疸、嗜睡或昏迷。

三、处理原则

以对症治疗为原则，纠正酸中毒并补充电解质，维持水、电解质的平衡状态。

四、护理评估

(一) 健康史

了解孕妇的年龄、产次、饮食习惯、呕吐发生的时间和频率，以及可能相关的因素，如精神过于紧张、焦虑、生活环境较差等。

(二) 身心状况

由于频繁的恶心、呕吐，不思饮食，孕妇易产生烦躁、焦虑的情绪，对继续妊娠没有信心，同时又担心食欲缺乏、呕吐会对胎儿造成不良影响。

(三) 实验室检查与其他辅助检查

1. 尿液检查

测定尿量、尿比重、酮体，注意有无蛋白尿及管型尿。

2. 血液检查

测定红细胞数、血红蛋白含量、血细胞比容、全血及血浆黏度，以了解有无血液浓缩。动脉血气分析测定血液 pH、二氧化碳结合力等，了解酸碱平衡情况。还应监测血钾、血钠、血氯含量及肝肾功能。

3. 眼底检查及神经系统检查

必要时行眼底检查及神经系统检查。

4. 超声检查

排除多胎妊娠、滋养细胞疾病等。

五、常见护理诊断/问题

（一）营养失调：低于机体需要量

与频繁呕吐、营养摄入量不足有关。

（二）焦虑

与担心胎儿发育不良有关。

六、预期目标

（1）患者营养状态能满足机体需要量。

（2）患者焦虑程度减轻，并能积极配合治疗。

七、护理措施

（一）心理支持

给予安慰，注意精神状态，了解思想情绪，帮助消除顾虑。

（二）缓解症状

患者需要住院治疗，按医嘱补液，纠正酸中毒，补液量至少 3000 mL，同时予维生素 B_1、维生素 C、维生素 B_6、氯化钾等治疗。严重呕吐者遵医嘱应禁食 2~3 d。

（三）病情观察

观察患者呕吐频率、呕吐量、呕吐物性状、进食情况、尿量及精神状况、意识状态、体重等。一般经上述治疗 2~3 d 后，孕妇的病情多迅速好转。患者每日尿量至少应达到 1000 mL，呕吐停止后，遵医嘱指导孕妇进食。

八、结果评价

（1）患者进食量增加，营养状态良好，生命体征及实验室检查指标正常。

（2）患者能积极配合治疗，且情绪稳定。

第二节　流　产

一、概述

凡妊娠不足 28 周，胎儿体重不足 1000 g 而终止者，称为流产。流产分为自然流产和人工流产。

二、临床表现

停经后阴道出血和腹痛是流产的主要临床表现。按自然流产发展的不同阶段，分为以下临床类型。

（一）先兆流产

指妊娠 28 周前先出现少量阴道流血，常为暗红色或血性白带，无妊娠物排出，随后出现阵发性下腹痛或腰背痛。妇科检查：子宫大小与停经周数相符，子宫颈口未开，妊娠物未排出，胎膜未破。经休息及治疗后症状消失，妊娠可继续进行；若流血增多或腹痛加剧，可发展为难免流产。

（二）难免流产

难免流产指流产不可避免，表现为阴道流血量增多，阵发性腹痛加重，或出现阴道流液（胎膜早破）。妇科检查可见子宫颈口已扩张，有时可见胚胎组织或胎囊堵于子宫颈口内，子宫大小与停经周数基本相符或略小。

（三）不全流产

由难免流产发展而来，妊娠产物已部分排出体外，尚有部分残留于宫内，影响子宫收缩，导致大量出血，甚至发生休克。妇科检查：一般子宫小于停经周数，子宫颈口已扩张，子宫颈口有妊娠物堵塞及持续性血液流出。

（四）完全流产

指妊娠产物已完全排出，阴道出血逐渐停止，腹痛逐渐消失。妇科检查子宫接近正常大小，宫颈口已关闭。

（五）稽留流产

稽留流产患者指胚胎或胎儿已死亡滞留在宫腔内未能及时自然排出者。稽留流产表现为有先兆流产的症状或无任何症状，子宫不再增大反而缩小，早孕反应消失，若已至妊娠中期，孕妇腹部不见增大，胎动消失。妇科检查：子宫小于妊娠周数，子宫颈口关闭，听诊不能闻及胎心。

（六）复发性流产

指同一性伴侣连续发生 3 次及 3 次以上的自然流产。早期复发性流产常见的原因为胚胎染色体异常、甲状腺功能低下、免疫功能异常、黄体功能不全等；晚期复发性流产常见的原因为子宫解剖异常等。

（七）流产合并感染

流产过程中，若阴道流血时间长、有组织残留于宫腔内或非法堕胎，有可能引起宫腔内感染。严重时感染可扩展到盆腔、腹腔乃至全身，并发盆腔炎、腹腔炎、败血症及感染性休克等。

三、处理原则

（一）先兆流产

患者应卧床休息，禁止性生活；减少刺激；必要时给予对胎儿无害的镇静剂。

（二）难免流产

尽早使胚胎及胎盘全部排出，以防止出血和感染。

（三）不全流产

应行吸宫术或钳刮术以清除宫腔内残留组织。

（四）完全流产

无感染征象，一般不需要特殊处理。

（五）稽留流产

及时促使胎儿和胎盘排出，以防死亡胎儿及胎盘组织在宫腔内稽留日久发生严重的凝血功能障碍及弥散性血管内凝血。处理前应做凝血功能检查。

（六）复发性流产

以预防为主，在受孕前对男女双方均应进行详细检查。

（七）流产合并感染

控制感染的同时尽快清除宫内残留物。

四、护理评估

（一）健康史

询问孕妇的停经史、有无早孕反应、阴道流血流液的情况及腹痛情况，有无妊娠物排出等；了解妊娠期间有无全身性疾病、生殖器官疾病、内分泌功能失调及有无接触有害物质等。

（二）身心状况

流产孕妇可因出血过多而出现休克，或因出血时间过长、宫腔内有残留组织而发生感染，因此护理人员应全面评估孕妇的各项生命体征，判断流产类型，尤其注意与贫血及感染相关的征象。

评估孕妇及家属对流产的看法、心理感受和情绪反应。

（三）实验室检查与其他辅助检查

1. B 超检查

超声显像可显示有无妊娠囊、胎动、胎心等，从而可诊断并鉴别流产及其类型，指导正确处理。

2. 激素水平测定

连续动态测定血 β-HCG 及黄体酮水平，协助判断先兆流产的预后。

3. 其他

如对血常规、降钙素原等感染指标的监测。

五、常见护理诊断/问题

(一) 有感染的危险

与阴道流血时间过长、宫腔内有残留组织等因素有关。

(二) 焦虑

与担心胎儿健康等因素有关。

六、预期目标

(1) 出院时，护理对象无感染征象。

(2) 先兆流产孕妇能积极配合保胎措施，继续妊娠。

七、护理措施

(一) 先兆流产孕妇的护理

先兆流产孕妇需卧床休息，禁止性生活、灌肠等，以减少各种刺激。护理人员除了为其提供生活护理外，必要时遵医嘱使用药物。随时评估孕妇的病情变化，如是否腹痛加重、阴道流血量增多等。此外，护理人员还应注意观察孕妇的情绪反应，加强心理护理。

（二）妊娠不能再继续者的护理

及时做好终止妊娠的准备，协助医生完成手术过程，使妊娠产物完全排出，同时开放静脉，做好输液、输血准备。严密监测孕妇的体温、血压及脉搏，观察其面色、腹痛、阴道流血及与休克有关征象。有凝血功能障碍者应予以纠正，然后再行引产或手术。

（三）预防感染

监测患者的体温、血常规及阴道流血、分泌物的性质、颜色、气味等，并严格执行无菌操作规程，加强会阴部护理。发现感染征象后应及时报告医生，并按医嘱进行抗感染处理。此外，嘱患者流产后 1 个月返院复查。

八、健康指导

（1）护理人员应给予同情和理解，帮助患者及家属接受现实，顺利度过悲伤期。

（2）告知患者在妊娠早期应避免性生活，勿做重体力劳动，防止流产的发生，帮助他们为再次妊娠做好准备。

（3）有复发性流产史的孕妇在下一次妊娠确诊后应卧床休息，加强营养，治疗期要超过以往发生流产的妊娠月份。

（4）病因明确者，应积极接受对因治疗。

九、结果评价

（1）出院时，护理对象体温正常，血红蛋白及白细胞数正常，无出血、感染征象。

（2）先兆流产孕妇能配合保胎治疗，继续妊娠。

第三节　早　产

一、概述

早产是指妊娠满 28 周至不满 37 周的分娩者。

二、临床表现

主要是子宫收缩，最初为不规则宫缩，常伴有少许阴道血性分泌物或出血。胎膜早破的发生较足月临产多，继之可发展为规律有效宫缩，与足月临产相似，使宫颈管消失和宫口扩张。早产可分为先兆早产和早产临产两个阶段。

三、处理原则

若胎膜完整，在母胎情况允许时尽量保胎至 34 周。

四、护理评估

（一）健康史

评估可致早产的高危因素，如孕妇以往有流产、早产史或本次妊娠期有阴道流血则发生早产的可能性大。

（二）身心状况

妊娠满 28~37 周，出现规律宫缩（4 次/20 min 或每 60 min 内有 8 次），伴有进行性子宫颈管缩短（子宫颈管消退≥80%），宫口扩张，诊断为早产临产；如孕周相同，虽有上述规律宫缩，但子宫颈尚未扩张，且经阴道超声测量子宫颈长度≤20 mm 为先兆早产。

早产已不可避免时，孕妇常会不自觉地把一些相关的事情与早产联系起来而产生自责感。由于怀孕结果的不可预知，恐惧、焦虑、猜疑也是早产孕妇常见的情绪反应。

（三）辅助检查

通过全身检查及产科检查，核实孕周，评估胎儿成熟度，观察产程进展，确定早产的进程。

五、常见护理诊断/问题

（一）有新生儿受伤的危险

与早产儿发育不成熟有关。

（二）焦虑

与担心早产儿预后有关。

六、预期目标

（1）新生儿不存在因护理不当而发生的并发症。
（2）产妇能平静地面对事实，接受治疗及护理。

七、护理措施

（一）一般护理

以卧床休息为主，指导进行双下肢踝泵运动，防止深静脉血栓形成；坚持高蛋白质、高热量、适量粗纤维饮食，以保持排便通畅。

（二）用药护理

主要治疗为抑制宫缩，积极控制感染，治疗合并症和并发症。护理人员应能明确具体药物的作用和用法，并能识别药物的不良反应，避免毒性作用的发生。同时，应对患者做相应的教育。

（三）预防新生儿合并症的发生

对妊娠 35 周前的早产者，在分娩前遵医嘱予糖皮质激素，可促胎肺成熟，明显降低新生儿呼吸窘迫综合征的发病率。

（四）为分娩做准备

早产已不可避免，应尽早决定合理分娩的方式。

（五）心理支持

为孕妇提供心理支持。

八、健康指导

（1）应做好孕期保健工作，指导孕妇加强营养，保持平静心情。

（2）避免诱发宫缩的活动，如抬举重物、性生活等；慎做肛查和阴道检查等。

（3）积极治疗合并症和并发症，子宫颈内口松弛者应于 14～16 周或更早时间做子宫颈内口缝合术。

九、护理评价

（1）患者能积极配合医护措施。

（2）母婴能顺利经历全过程。

第四节　异位妊娠

一、概述

受精卵在子宫体腔以外着床称为异位妊娠。异位妊娠依受精卵在子宫体腔外种植部位不同而分为：输卵管妊娠、卵巢妊娠、腹腔妊娠、宫颈妊娠及阔韧带妊娠等。在异位妊娠中，输卵管妊娠最为常见，占异位妊娠的 95% 左右。

二、临床表现

典型症状为停经后腹痛与阴道流血。

（一）停经

多有 6~8 周停经史，但有 20%~30% 的患者因月经仅过期几天而不认为是停经，或误将异位妊娠时出现的不规则阴道流血误认为月经。可能无停经史主诉。

（二）腹痛

腹痛是输卵管妊娠患者就诊的主要症状。输卵管妊娠未发生流产或破裂前，常表现为一侧下腹隐痛或酸胀感。输卵管妊娠流产或破裂时，患者突感一侧下腹部撕裂样疼痛，常伴有恶心、呕吐。若血液局限于病变区，主要表现为下腹部疼痛，当血液积聚于直肠子宫陷凹时，可出现肛门坠胀感。随着血液由下腹部流向全腹，疼痛亦遍及全腹，血液刺激膈肌，可引起肩胛部放射性疼痛及胸部疼痛。

（三）阴道流血

胚胎死亡后，常有不规则阴道流血，色暗红或深褐，量少呈点滴状，一般不超过月经量。少数患者阴道流血量较多，类似月经。阴道流血常在病灶除去后才能停止。

（四）晕厥与休克

由于腹腔内急性出血及剧烈腹痛，异位妊娠症状轻者出现晕厥，严重者出现失血性休克。

出血量越多、越快，症状出现得越迅速、越严重，但与阴道流血量不成正比。

（五）腹部包块

当输卵管妊娠流产或破裂后所形成的血肿时间过久，可因血液凝固，逐渐机化变硬并与周围组织或器官（子宫、输卵管、卵巢、肠管等）发生粘连而形成包块。

三、处理原则

以手术治疗为主，其次是药物治疗。

四、护理评估

（一）健康史

仔细询问月经史，准确推断停经时间。注意不要将不规则阴道流血误认为末次月经。此外，对不孕、放置宫内节育器、盆腔炎、行绝育术、行输卵管复通术等与发病相关的高危因素应予以高度重视。

（二）身心状况

输卵管妊娠未发生流产或破裂前，症状及体征不明显。当患者腹腔内出血较多时呈贫血貌，严重者可出现面色苍白、四肢湿冷，脉快、弱、细，血压下降等休克症状。体温一般正常，出现休克时体温略低，腹腔内血液吸收时体温略升高，但不超过38℃。下腹有明显压痛、反跳痛，尤以患侧为重，肌紧张不明显，叩诊有移动性浊音。

由于输卵管妊娠流产或破裂后，腹腔内急性大量出血及剧烈腹痛，以及妊娠终止的现实都使孕妇出现激烈的情绪反应，可表现出哭泣、无助、抑郁、恐惧等行为。

（三）　实验室检查及其他辅助检查

1. 腹部检查

下腹部有明显压痛和反跳痛，尤以患侧为甚，轻度腹肌紧张；出血多时，叩诊有移动性浊音；如出血时间较长，形成血凝块，在下腹可触及软性肿块。

2. 盆腔检查

输卵管妊娠未发生流产或破裂者，除子宫略大较软外，可能触及肿大的输卵管并轻度压痛。输卵管妊娠流产或破裂者，阴道后穹隆饱满，有触痛。将宫颈轻轻上抬或左右摇动时引起剧烈疼痛，称为宫颈抬举痛或摇摆痛，是输卵管妊娠的主要体征之一。子宫稍大而软，腹腔内出血多时检查子宫呈漂浮感。

3. 人绒毛膜促性腺激素（HCG）测定

尿或血HCG测定对早期诊断异位妊娠至关重要。

4. 阴道后穹隆穿刺

这是一种简单可靠的诊断方法，适用于疑有腹腔内出血的患者。

5. 超声检查

阴道B型超声显像有助于诊断异位妊娠。

6. 腹腔镜检查

腹腔镜检查是异位妊娠诊断的金标准，而且可以在确诊的同时行镜下手术治疗；腹腔内大量出血或伴有休克者，禁做腹腔镜检查。

五、常见护理诊断/问题

（一）潜在并发症

可出现出血性休克等症状。

（二）恐惧

与担心手术失败有关。

六、预期目标

（1）患者休克症状得到及时发现并缓解。

（2）患者能以正常心态接受此次妊娠失败的现实。

七、护理措施

（一）接受手术治疗患者的护理

（1）积极做好术前准备：护理人员在监测患者生命体征的同时，配合医生纠正患者休克症状，做好术前准备。

（2）对患者提供有效的心理支持。

（二）接受非手术治疗患者的护理

1. 严密观察病情

护理人员需密切观察患者的一般情况、生命体征，并重视患者的主诉，尤应注意阴道流血量及腹腔内出血的征象，以便及时发现病情变化，并给予相应处理。

2. 加强化学药物治疗的护理

化疗一般采用全身用药，也可采用局部用药，常用药物有氨甲蝶呤。

3. 指导患者休息与饮食

卧床休息，避免腹部压力增大，提供相应的生活护理。指导患者摄取足够的营养物质，尤其是富含铁蛋白的食物，增强患者的抵抗力。

4. 监测治疗效果

护理人员应协助正确留取血标本，以监测治疗效果。

八、健康指导

（1）教育患者保持良好的卫生习惯，勤洗浴、勤换衣，性伴侣稳定。

（2）发生盆腔炎后需立即进行治疗，以免延误病情。

（3）告诫患者下次妊娠时要及时就医，并且不宜轻易终止妊娠。

九、结果评价

（1）患者的休克症状得以及时发现并纠正。

（2）患者消除了恐惧心理，愿意接受手术治疗。

第五节　妊娠期高血压疾病

一、概述

妊娠期高血压疾病是妊娠与血压升高并存的一组疾病，发生率 5%~12%。该病严重影响母婴健康，是孕产妇及围生儿病死率升高的主要原因，包括妊娠期高血压、子痫前期、子痫、慢性高血压并发子痫前期和慢性高血压合并妊娠。

二、临床表现

（一）妊娠期高血压

妊娠期首次出现收缩压≥140 mmHg 和（或）舒张压≥90 mmHg，并于产后12 周恢复正常；尿蛋白（－）；患者可伴有上腹部不适或血小板减少。产后方可确诊。

（二）子痫前期

1. 轻度

妊娠 20 周后出现收缩压≥140 mmHg 和（或）舒张压≥90 mmHg 伴蛋白尿≥0.3 g/24 h，或随机尿蛋白（＋）；可伴有上腹部不适、头痛、视物模糊等症状。

2. 重度

血压和尿蛋白持续升高，发生母体脏器功能不全或胎儿并发症。出现下述任一不良情况可诊断为重度子痫前期：①血压持续升高：收缩压≥160 mmHg 和

（或）舒张压≥110 mmHg；②蛋白尿≥5.0g/24h 或随机蛋白尿≥（+++）；③持续性头痛或视觉障碍或其他脑神经症状；④持续性上腹部疼痛，肝包膜下血肿或肝破裂症状；⑤肝脏功能异常：谷丙转氨酶（ALT）或谷草转氨酶（AST）水平升高；⑥肾脏功能异常：少尿（24 h 尿量<400 mL 或每小时尿量<17 mL）或血肌酐>106 μmol/L；⑦低蛋白血症伴胸腔积液或腹腔积液；⑧血液系统异常：血小板呈持续性下降并低于100×10^9/L，血管内溶血、贫血、黄疸或血乳酸脱氢酶（LDH）升高；⑨心力衰竭、肺水肿；⑩胎儿生长受限或羊水过少；⑪早发型，即妊娠 34 周以前发病。

（三）子痫

在子痫前期的基础上出现抽搐发作，或伴昏迷，称为子痫。子痫发生前可有不断加重的重度子痫前期，但也可发生于血压升高不显著、无蛋白尿病例。多数发生于妊娠晚期或临产前，称产前子痫；少数发生于分娩过程中，称产时子痫；个别发生在产后 24 h 内，称产后子痫。

子痫典型发作过程：抽搐前多数有先兆症状，如剧烈头疼尤其是前额，出现视物模糊、失明、上腹部不适、恶心、呕吐、烦躁等症状；也有个别患者前驱症状不明显。子痫抽搐进展迅速，前驱症状短暂，表现为口角及面部肌肉抽搐，随之深部肌肉僵硬，很快发展成典型的全身高张阵挛惊厥、有节律的肌肉收缩和紧张，持续 1~1.5 min。抽搐期间患者呼吸暂停、面部充血、口吐白沫、深昏迷。抽搐停止后呼吸恢复，但患者仍昏迷，最后意识恢复，但感到困惑、易激惹、烦躁。

（四）慢性高血压并发子痫前期

孕妇妊娠前无蛋白尿，妊娠后出现蛋白尿≥0.3 g/24 h；或妊娠前有蛋白尿，妊娠后蛋白尿明显增加或血压进一步升高或出现血小板减少<100×10^9/L。

（五）妊娠合并慢性高血压

妊娠 20 周前收缩压≥140 mmHg 和（或）舒张压≥90 mmHg（除外滋养细胞疾病），妊娠期无明显加重；或妊娠 20 周后首次诊断高血压并持续到产后 12 周以后。

三、处理原则

休息、镇静、解痉、有指征地降压、合理扩容及利尿，密切监测母胎情况，适时终止妊娠。

四、护理评估

（一）健康史

询问孕前及妊娠 20 周前有无高血压、蛋白尿和（或）水肿及抽搐等征象；评估患者有无本病的高危因素。

（二）身心状况

1. 血压

初测血压有升高者，需休息 1 h 后再测，方能正确反映血压情况。同时不要忽略测得血压与其基础血压的比较。

2. 尿蛋白

凡 24 h 尿蛋白定量≥0.3 g 者为异常。蛋白尿的出现及量的多少反映肾小管痉挛的程度，以及肾小管细胞缺氧及其功能受损的程度。

3. 水肿

水肿的轻重并不一定反映病情的严重程度。要注意水肿不明显，但体重于 1

周内增加超过 0.5 kg 的隐形水肿症状。

4. 自觉症状

孕妇出现头痛、眼花、胸闷、上腹部不适、恶心、呕吐等自觉症状时提示病情的进一步发展，即进入子痫前期阶段。

5. 抽搐与昏迷

这是妊娠期高血压疾病最严重的表现，注意发作状态、频率、持续时间、间隔时间、神志情况，以及有无唇舌咬伤、摔伤甚至骨折、窒息或吸入性肺炎等。

6. 心理

妊娠期高血压疾病孕妇随着病情的发展，其焦虑、恐惧的心理会加重。

（三）实验室检查与其他辅助检查

1. 尿液检查

尿常规、尿蛋白定性、定量检查。

2. 血液检查

血常规、凝血功能系列、电解质、动脉血气分析等。

3. 肝、肾功能测定

进行丙氨酸氨基转移酶、血尿素氮、肌酐及尿酸等测定。

4. 眼底检查

视网膜小动脉变化是反映妊娠高血压疾病严重程度的一项重要指标。

5. 其他检查

如进行心电图、超声心动图、胎盘功能、胎儿成熟度检查等，可视病情而定。

五、常见护理诊断/问题

(一) 体液过多

与下腔静脉受增大子宫的压迫使血液回流受阻或营养不良性低蛋白血症有关。

(二) 有受伤的危险

与发生抽搐有关。

(三) 潜在并发症

胎盘早期剥离。

六、预期目标

(1) 妊娠高血压疾病孕妇病情缓解,未发生子痫及并发症。

(2) 妊娠高血压疾病孕妇能明确孕期保健的重要性,积极配合产前检查及治疗。

七、护理措施

(一) 一般护理

1. 保证休息

保证充分的睡眠,每日休息不少于 10 h,取左侧卧位。

2. 调整饮食

指导孕妇摄入富含蛋白质、维生素、铁、钙等微量元素饮食,除全身水肿外，一般不限盐。

3. 密切监护母儿状态

护理人员应询问孕妇是否出现头痛、视力改变、上腹部不适等症状，每日测体重，每日或隔日复查尿蛋白。定时检测血压、胎心，必要时行胎儿电子监护。

4. 间断吸氧

增加血氧含量。

（二）用药护理

1. 解痉药物

硫酸镁为目前治疗子痫前期和子痫的首选解痉药物，护士应明确硫酸镁的用药方法、毒性反应及注意事项。

（1）用药方法：硫酸镁可使用肌内注射或静脉用药。肌内注射：25%硫酸镁溶液 20 mL，臀部深部肌内注射。静脉给药：负荷剂量 25% 硫酸镁 20 mL（2.5~5 g）加于10%葡萄糖20 mL静脉推注（15~20 min），或者5%葡萄糖100 mL 快速静滴（30 min），继之25%硫酸镁 60 mL+25%葡萄糖 500 mL，以1~2 g/h 静脉滴注。

（2）毒性反应：硫酸镁的治疗浓度和中毒浓度相近，应用时注意其毒性反应。硫酸镁的滴注速度以 1 g/h 为宜，不超过 2 g/h，每天总量不超过25 g。硫酸镁中毒首先表现为膝反射减弱或消失，随着血镁浓度的增加可出现全身肌张力减退及呼吸抑制现象，严重者心跳可突然停止。

（3）注意事项：用药前及用药过程中应监测孕妇血压，同时还应检测以下指标：①膝腱反射必须存在；②呼吸不少于 16 次/分；③尿量每 24h ≥400 mL，或每小时≥17 mL。备 10% 葡萄糖酸钙，镁离子中毒时停用硫酸镁，静脉缓慢推注（5~10 min）10%的葡萄糖酸钙 10 mL。

2. 镇静药物

遵医嘱应用地西泮、冬眠合剂、苯巴比妥钠等缓解孕产妇精神紧张、焦虑的症状，改善产妇的睡眠状况；当应用硫酸镁无效或有禁忌时，可用于预防并控制子痫。

3. 降压药物

遵医嘱应用拉贝洛尔、硝苯地平等药物预防子痫、心脑血管意外和胎盘早剥等严重母胎并发症。收缩压≥160 mmHg 和（或）舒张压≥110 mmHg 的高血压孕妇必须降压治疗，收缩压 mmHg 和（或）舒张压≥90 mmHg 的高血压孕妇可以使用降压治疗，妊娠前已用降压治疗的孕妇应继续降压治疗。

血压控制目标：孕妇无并发脏器功能损伤，收缩压应控制在130~155 mmHg，舒张压应控制在80~105 mmHg；孕妇并发脏器功能损伤，则收缩压应控制在130~139 mmHg，舒张压应控制在80~89 mmHg。降压过程力求下降平稳，不可波动过大。为保证子宫胎盘血流灌注，血压不可低于130/80 mmHg。

4. 扩容药物

扩容药物仅用于低蛋白血症、贫血的患者。护理时应严密观察患者的脉搏、呼吸、血压及尿量，防止肺水肿和心力衰竭的发生。常用药物有人血白蛋白、平衡液和低分子右旋糖酐。

5. 利尿药物

利尿药物仅用于全身性水肿、急性心力衰竭、肺水肿、脑水肿或血容量过多且伴有潜在性脑水肿者。护理时应严密监测患者的水和电解质平衡情况及药物的毒副反应。常用药物有呋塞米、甘露醇。

（三）子痫患者的护理

1. 协助医生控制抽搐

患者一旦发生抽搐，尽快控制。硫酸镁为首选药物，必要时加用强有力的镇静药物。

2. 专人护理，防止受伤

首先应保持呼吸通畅，立即给氧，用开口器或于上、下磨牙间放置一压舌板，用舌钳固定舌以防咬伤唇舌或致舌后坠的发生。患者取头低侧卧位，必要时用吸引器吸出喉部黏液或呕吐物，以免窒息。在患者昏迷或未完全清醒时，禁止给予饮食和口服药，以免误入呼吸道而致吸入性肺炎。

3. 减少刺激，以免诱发抽搐

应将患者安置于单人暗室，保持绝对安静，避免声、光刺激；一切治疗活动和护理操作尽量轻柔且相对集中，避免干扰患者。

4. 严密监护

密切注意血压、脉搏、呼吸、体温及尿量、记出入量；进行必要的血、尿化验和特殊检查，及早发现脑出血、肺水肿、急性肾衰竭等并发症。

5. 为终止妊娠做好准备

终止妊娠是治疗妊娠期高血压疾病的有效措施。

（四）妊娠期高血压孕妇的产时护理

若决定经阴道分娩，需加强各产程护理。

（1）在第一产程中，应密切监测患者的血压、脉搏、尿量、胎心和子宫收缩情况及有无自觉症状。

（2）在第二产程中，尽量缩短产程，避免产妇用力，初产妇可行会阴侧切并手术助产。

（3）在第三产程中，预防产后出血，在胎儿娩出前肩后立即静推缩宫素，禁用麦角新碱，及时娩出胎盘并按摩宫底，观察血压变化，重视患者的主诉。

（五）妊娠期高血压孕妇的产后护理

产后 24 h 至 5 d 内仍有发生子痫的可能，产前未发生抽搐的患者产后 48 h 亦有发生的可能，故产后 48 h 内仍应继续硫酸镁的治疗和护理。使用大量硫酸镁的孕妇，产后易发生子宫收缩乏力，恶露较多，因此严密观察子宫复旧情况，预防产后出血。

八、健康指导

（1）指导孕妇及家属了解妊娠期高血压疾病的危害，定期进行产前检查，及早治疗。

（2）指导孕妇注意休息和营养，保持心情舒畅，每天卧床 10h 以上，取左侧卧位。

（3）饮食宜清淡，降低食盐摄入量。

九、结果评价

（1）妊娠期高血压疾病的孕妇能够休息充分、睡眠良好、饮食合理、病情缓解。

（2）妊娠期高血压重度子痫前期的孕妇病情得以控制，未出现子痫及并发症。

（3）妊娠期高血压疾病的孕妇分娩经过顺利。

（4）治疗中患者未出现硫酸镁的中毒反应。

第六节　前置胎盘

正常胎盘附着于子宫体部的后壁、前壁或侧壁。孕 28 周后，若胎盘附着于子宫下段，下缘达到或覆盖宫颈内口，位置低于胎先露部，称为前置胎盘。前置胎盘是妊娠晚期严重并发症之一，也是妊娠晚期阴道流血最常见的原因。

一、前置胎盘的分型

根据胎盘下缘与子宫颈内口的关系，前置胎盘可分为 3 种类型。

（一）完全性前置胎盘

胎盘组织完全覆盖宫颈内口。

（二）部分性前置胎盘

胎盘组织部分覆盖宫颈内口。

（三）边缘性前置胎盘

胎盘下缘附着于子宫下段，下缘到达宫颈内口，但未超越宫颈内口。根据疾病的凶险程度，前置胎盘又可分为凶险性和非凶险性。凶险性前置胎盘指前次有剖宫产史，此次妊娠为前置胎盘，有大约50%概率的发生胎盘植入的危险。

二、临床表现

（一）无痛性阴道流血

妊娠晚期或临产时，突发无诱因、无痛性阴道流血是前置胎盘的典型症状。

（二）贫血、休克

由于反复多次或大量阴道流血，患者可出现贫血，出血严重者可发生休克。

（三）胎位异常

由于胎头高浮，约 1/3 患者出现胎位异常，其中以臀先露较为多见。

三、处理原则

抑制宫缩、止血、纠正贫血和预防感染。根据前置胎盘类型、妊娠周数、胎儿成熟度、出血量、有无休克等综合判断做出决定。

四、护理评估

（一）健康史

识别有无剖宫产术、人工流产术及子宫内膜炎等前置胎盘的易发因素。此外，注意妊娠经过中期特别孕 28 周后，是否出现无痛性、无诱因、反复阴道流血症状，并详细记录具体经过及医疗处理情况。

（二）身心状况

1. 阴道出血

评估阴道出血的时间和特点。大量出血时可见面色苍白、脉搏细速、血压下降等休克症状。

2. 心理

孕妇及其家属可因突然阴道流血而感到恐惧或焦虑，既担心孕妇的健康，更担心胎儿的安危，显得恐慌、紧张、手足无措等。

（三）辅助检查

1. 产科检查

子宫大小与停经月份一致，胎方位清楚，先露高浮，胎心可以正常，也可因孕妇失血过多致胎心异常或消失。前置胎盘位于子宫下段前壁时，可于耻骨联合上方听到胎盘血管杂音。

2. 超声波检查

B 型超声断层像是目前最安全、有效的首选方法。

3. 阴道检查

主要用于终止妊娠前为明确诊断并决定分娩方式的个案，要求阴道检查操作在输血、输液和做好手术准备的情况下方可进行。怀疑前置胎盘的个案，禁忌肛查。

4. 产后检查胎盘及胎膜

胎盘的前置部位可见陈旧血块附着呈黑紫色或暗红色，胎膜破口处距胎盘边缘小于 7 cm，则为前置胎盘。

五、常见护理诊断/问题

（一）潜在并发症

出血性休克。

（二）有感染的危险

与前置胎盘剥离面靠近子宫颈口，细菌易经阴道发生上行感染有关。

六、预期目标

（1）接受期待疗法的孕妇血红蛋白不再继续下降，胎龄达到或接近足月。

（2）产妇产后未发生产后出血和产后感染。

七、护理措施

根据病情需立即终止妊娠的孕妇，安排去枕侧卧位，开放静脉，配血，做好输血准备。在抢救休克的同时，按腹部手术患者的护理进行术前准备，并做好母儿生命体征监护及抢救准备工作。接受期待疗法的孕妇的护理如下。

（一）保证休息，减少刺激

绝对卧床休息，左侧卧位，间断吸氧，避免各种刺激。腹部检查时动作轻柔，禁做阴道检查及肛查。

（二）纠正贫血

除口服硫酸亚铁、输血等措施外，建议孕妇多食高蛋白以及含铁元素丰富的食物。

（三）监测生命体征，及时发现病情变化

严密观察并记录生命体征，流血时间、量、色，注意倾听孕妇主诉，及时发现休克表现，监测胎儿宫内状态，按医嘱及时完成实验室检查项目，并交叉配血备用。

（四）预防产后出血和感染

（1）产妇回病房休息时严密观察产妇的生命体征及阴道流血情况，发现异

常后及时报告医师处理。

（2）及时更换会阴垫，以保持会阴部清洁、干燥。

（3）胎儿娩出后，及早使用宫缩剂，预防产后大出血；对新生儿严格按照高危儿护理。

八、健康指导

（1）避免吸烟、酗酒等不良行为，避免多次刮宫、引产或宫内感染，防止多产，减少子宫内膜损伤或子宫内膜炎。

（2）对妊娠期出血，无论量多少均应就医，做到及时诊断，正确处理。

九、结果评价

（1）接受期待疗法的孕妇胎龄接近（或达到）足月时终止妊娠。

（2）产妇产后未出现产后出血和感染。

参考文献

[1] 安立彬,陆虹. 妇产科护理学[M]. 6版. 北京:人民卫生出版社,2017.

[2] 安立彬,陆虹. 妇产科护理学实践与学习指导[M]. 北京:人民卫生出版社,2017.

[3] 丰有吉,沈铿. 妇产科学[M]. 3版. 北京:人民卫生出版社,2015.

[4] 刘军,汪京萍. 妇产科护理工作指南[M]. 北京:人民卫生出版社,2016.

[5] 孙玉梅,张立力. 健康评估[M]. 4版. 北京:人民卫生出版社,2017.

[6] 徐鑫芳,熊永芳. 妇产科护理手册[M]. 北京:人民卫生出版社,2016.

[7] 杨慧霞,狄文. 妇产科学[M]. 北京:人民卫生出版社,2016.